老後と介護を劇的に変える食事術

川口美喜子

食べてしゃべって、
肺炎、虚弱《フレイル》、認知症を防ぐ

晶文社

装丁・レイアウト・本文イラスト　矢萩　多聞
カバー・イラスト　佐々木一澄
構成　下平　貴子

もくじ

3 「食べる」を弱らせない食べ方・暮らし方

4 身近にある「食支援」――「食べる」を支えるプロのケア

5 「食べる」とあわせて守りたい「しゃべる」生活

6 「食べる」「しゃべる」から考える認知症

コラム

はじめに

「食べる」を守れば「健康で、長生き」は夢じゃない！

現在、私は大妻女子大学（東京都千代田区）で教鞭をとり、未来の栄養士や、管理栄養士たちを育てていますが、上京する前、二〇一三年の三月までは故郷・島根県にある島根大学医学部附属病院の栄養治療室に勤務していました。

慢性的な病気が重症化したり、急な病気やケガで検査・手術・入院などが必要になった人に、高度で専門的な医療を提供する急性期病院で、闘病中の患者さんの栄養状態を診て、病院食を提供する仕事をしていたのです。

入院している患者さんの多くが、集中的に治療が必要な状態なので、急性期病院では、患者さんごとに、栄養に配慮された病院食を食べていただくことも治療の一部となっています。同時に、病院食は患者さんにとって、治療に挑む心を支える、入院生活の楽しみでもあります。そこで、給食をおいしく完食してもらえるように、栄養士と調理スタッフで努めていました。

しかし、患者さんの中には一定の割合で、治療の副作用や精神的ストレスなどの影響で、食事が「食べられない」と訴える人がいました。

食べたいのに、食べられないのです。

その原因は患者さんによってさまざまなので、一人ひとりの食べたい気持ちと、原因に向き合い、食事を見直していました。

思い出の料理を再現したり、居酒屋風にしたり、子どもにはお子様ランチ風の盛りつけにしたり、栄養以上の工夫をこらしたのは、再び食べることができるようになれば栄養がとれ、治療が進むこと以上に、「食べる喜びが心身の回復を支える」ということを、患者さんが身をもって教えてくれたからでした。

現在は大学での仕事のほかに、ボランティア活動で在宅療養をしている人の栄養ケアに関わっています。

地域の中でさまざまな相談に応じる「暮らしの保健室」（新宿区）や「マギーズ東京」（江東区）などが活動の場ですが、知己の医療関係者から依頼を受けて、患者さんの療養先（自宅や施設）に同行し、食べやすい食事を調理することもあります。

ときには主婦の患者さんに、体に負担が少ない手抜き料理のアイデアを提案することも。病院と違って家庭は生活の場なので、治療食に限らず、食生活よろず相談に応じているのです。

地域での活動で、今、心配しているのは、病気でなくても、老化の影響などで「食べられない」、もしくは「食べることをあきらめている」人が、急速に増えていることです。

ご高齢の方が食べられなくなると、「歩けない」「認知できない」などさまざまな負の連鎖を招いてしまう危険が高まるので、とても心配です。

しかし家庭の中の生活の問題は、外部からは分かりにくく、多くの場合、医療や介護のケアは重症化してから関わります。

「食べられない」という問題が、これほど重症になる「前」が必ずあったはずなのに、その時点でご本人も、誰も問題視しなかったことが残念でならない。患者さんを前に、そう思うことが度々あります。


こうした先進医療の現場と、地域の活動の両方から見えてきたのは、「食べる」という行為がいのちにとって大切であるにもかかわらず、意に反して「食べられない」ことで困っている人が多いということです。

「食べる」は、健康なときにはあまりにも人の生活の中で当たり前の行為なので、その重要性が見過ごされがちだと思います。

どんな食事をとるのがよいのか、栄養の基礎知識と、食べ方、十分に食べるための工夫など、「食べる」には、食べ続けるために少しの知識と努力が必要に思います。

何も問題なく食べられているときには、予防が必要などとは考えにくいかもしれません。

しかし、病気や老化の影響で、例外なくほとんどすべての人に「食べられない」ことで困るタイミングがやってきます。そうなると、生活の楽しみを失うばかりか、いのちに関わる危険もあります。

不本意に「食べる」ことをあきらめ、人生を終える人が少なくないのです。

逆に、元気なうちから「食べる」セルフケアに取り組む、つまり自分自身で食の健康を管理できれば、病気や生活機能の低下など高齢期に起こりやすい問題を遠ざけ、健康に、寿命を生き抜くことができるでしょう。

「食べる」こそ、生命力の源。
「食べる」という生活の基本的な営みが、体と心の最たる健康法です。
「食べられない」が起こっても、重症化する手前で、適切なケアを受ければ回復する可能性が十分にあります。専門的なケアが受けられることを知らないのは、あまりにもったいない。いざというときのために、「食べる」ことに関するケアについて、ぜひとも知っておきましょう。

これから高齢期を迎える方、ご高齢の方、そして介護世代の方に知っておいていただきたい、すべての人の人生に関係する「食べる」の守り方をご紹介します。

川口美喜子

.1

普段の生活の中で始まる「食べられない」を知っておく

「食べられない」ってどういうこと？

食欲があるから、好物だから食べるとか、太るから食べないなどと考えるのが一般的で、食べることを「できる」「できない」と考える人はあまりいないのではないかと思います。

健康な人は無意識に、不自由なく食べられるので、どうして、どのように「食べられない」のかイメージしづらいのではないでしょうか。

ここでいう「食べられない」は、食べ物がなくて「食べられない」ということではなく、食べ物が出されても、食べ物だと認識し、食べる意欲をもち、口に運んで、噛み、飲み込み、栄養をとることなどができない「食べられない」です。

食べていても「十分ではない」「栄養にならない」場合も含みます。

こうした「食べられない」は病気やケガ、障がいによって、誰にでも起こり得ます。ご高齢の方は、病気などがなくても、年齢を重ねて、老化によって食べる機能が衰えることもあります。

若い人も、がんなど慢性的な病気や交通事故などで長期入院すると食べられなくなることがありますし、病気や事故で障がいが残ったり、後遺症があると、同じように機能が衰えることがあります。

食べられなくなる原因は、人によって実にさまざまで、いくつかの原因が重なっていることも多く、症状は日に日に変化することもあるので、「食べられない」が重症化してしまうと、原因の診断がむずかしくなります。

高齢期の「食べられない」原因として主なものは、

- 食べているつもりでも、食べられていないケース
- 食べる機能の低下や口腔内のトラブル、義歯のトラブル

- 体調不良や病気、ケガ、それらの治療の影響、服用している薬の副作用
- その他（経済的な理由、食事をとる環境や食事の形態に問題がある、認知症の発症や悪化）

などです。

原因をこんなにあげ、食べるということをどのように考えるべきなのか、むずかしくしてしまって、不親切だと思わないでください。それだけ「食べられない」は多様性のあることなのです。

再び食べられるようになるには、原因別に対処が必要で、専門的なケアを要する場合もあります。

とくにご高齢の方の場合、医療や介護の専門職が一丸となってケアに当たっても、悪化のスピードが速く、改善がむずかしいこともあるので、「食べられない」を防ぐこと、重症化させないことが何よりも大切です。

「食べているつもり」なのに「食べていない」

「粗食が体にいい」は誤解

前項では、なぜ食べられないのかについて、さまざまな原因をあげましたが、高齢者の「食べられない」原因の中でもとくに見落とされがちなのが、十分に「食べているつもり」でも、「食べていない」状態になっていることです。

この状態は、同居するご家族がいても、なかなか気づきにくく、ましてや単身世帯、老夫婦だけの世帯となると、急性の病気で入院して、栄養障がいも起きていると診断されるまで、誰からも気づかれないこともあります。

なぜ、食べているつもりでも、食べられていない事態が起こるのでしょうか。

ひとつには、食べ方に対する誤解が、「食べていない」を生んでいます。

まず、多く見られるのは「高齢になったら活動量が減るからあまり食べなくていい」という誤解です。生活習慣病ではないのに「肉類や油物は控えた粗食が体にいい」「痩せたほうが健康にいい」という誤解もあります。

同様に、テレビなどで知った若い人向けの健康情報を鵜呑みにして、少食・粗食・偏食にこだわってしまう人もいます。

高齢になると活動量が低下し、代謝量も減り、内臓も小さくなるので、食べる回数や量が減るのは自然なことのように思いがちですが、同時に栄養を消化吸収する機能が低下するので、適切に補わなければなりません。

栄養学的には多くの栄養素で、望ましい摂取量は高齢者も若者もほとんど同じなのです。ですから「高齢だから控える」「粗食でいい」は間違いです。

痩せても、急に体調を崩すわけではないので、「太るよりも健康的」と考えてしまいやすいのですが、体重が減ることを中高年と高齢者で同じように考えると、老いを加速させ、病気になるリスクを見逃してしまうこともあります。

若い頃、会社の健康診断で「病気にならないように肉類や油物は控えめにして、薄味に」と注意を促されたことを忘れず、粗食を心がけてきたというAさん。「女房が気をつけてくれたんだ。おかげで病気にならなかった」と話してくださいました。

しかし、栄養に配慮してくれていた夫人に先立たれたこともあり、最近のAさんの食事は粗食というより、栄養が不足しているようでした。しょっちゅう風邪をひいているというのも、そのせいかもしれません。現在のAさんの体型や体力を考えると、管理栄養士としてはもう少ししっかり食べて、栄養をつけていただきたいと思いました。

なぜなら、糖尿病や高血圧などの生活習慣病を予防するための食事指導というのは、本来は一〇年、二〇年後の病気を予防するためのものなので、Aさんのように病気のない高齢者にはそのまま当てはまらないからです。

Aさんには趣味の釣り堀通いを続けるため、風邪退治メニューとして、近所のスーパーで少量ずつ買えるお惣菜の中でプラスするとよい品々をお伝えしました。そしてお会いするたび、少しずつ、食べ方を変え、体力をアップするアイデアについて相談しています。

一方、買い物や食事の支度など家事全般が重労働になり、健康づくりや栄養について考えてバランスよく食べるのがむずかしくなって起こる偏食もあります。

たとえば、年末年始にお餅をたくさん買ったり、もらったりして、ずっとお餅だけを食べる。夏にはずっとそうめんや口当たりがいいトマト、スイカだけを食べるなど、極端に偏っていても、何かを口にしたこと、空腹を満たしたことで高齢者自身は「ちゃんと食べている」と思っておられることがあるのです。

「お腹がいっぱいになった」と感じると、つい「ちゃんと食べた」と思い、満足してしまうようですが、「お腹いっぱい」と「十分に栄養がとれた」は、同じではありません。

このように食に対する思い込みや誤解、偏見が強く、食が細っている場合は、家族が説得しようとするより、主治医など身近な医療・介護の専門職から話してもらうほうが聞き入れてもらいやすいこともあります。

高齢になると「欠食」も増える

その他、さまざまな要因による「欠食」も起こりがちです。

たとえば、長い間、朝食と昼食は軽く、夕食にしっかりと食べる食生活を続けていて、高齢になるまで病気をしなかったという人は、夜にしっかり食べられなくなっても食事の配分を見直すことがむずかしく、相対的な欠食になってしまいます。

一緒に暮らしていた子どもが独立し、夫婦だけ、もしくは単身になって、朝食と昼食の区別がなくなり、食事の回数が一日二回に減るケースもよく見られます。

硬いごはんが苦手になって、主食をお粥など水分量の多い物に変えると、一膳食べられていたとしても、栄養が減り、結果的に欠食につながります。

便秘や頻尿など、排せつの問題で、意識して食べない、飲まないという欠食も多く見られます。このような欠食では便の量が減り、腸の動きが鈍くなって、さらに便秘と欠食につながる悪循環も起こりがちです。

そして、要介護認定で、栄養が足りなくなる危険が指摘され、配食のお弁当をとっていても、一食分を何回分にも小分けして食べたり、食べられなかった分を捨ててしまう方が少なくないようです。

お弁当箱が空になって下げられたら、配食業者や、ケアマネジャーなど専門職が訪問していても、しっかり食べていないとは思わないでしょう。

また、ご家族と暮らしていても、ご家族が留守をしている昼の食事は支度が面倒で抜いてしまうという方も多いようです。抜かないまでも、菓子や果物だけで食事の代わりにしてしまう人、ごはんだけ、食パンだけの人も欠食になります。

さらに食事をすること自体に時間がかかり、疲れてしまうため「食べているようで、食べていない」高齢者も多いのです。

いずれの場合も、回数・量が食べられないなら、なおのこと「食べ方」や「質」を見直さなければ、十分に食べていることになりません。

十分に食べているか、次のページのチェックをしてみましょう。ひとつでも「×」の項目がある場合は、その項目を「○」にするための工夫を始めましょう。健やかに食べ続けるために、三章で、食生活全般についてもう一度お伝えします。

食事がおいしい	○	×
食事が楽しみ	○	×
食事をおいしく、楽しみにするための工夫をしている	○	×
朝起きたら、お腹が空いている	○	×
一日三食を食べる習慣がある	○	×
主食（ごはん、麺、パンなど）を毎食、食べる	○	×
肉・魚・卵、または豆腐などの大豆製品を一日二回以上食べる	○	×
野菜と果物を食べるようにしている	○	×
便秘（または下痢）が続くなど排せつの問題がない	○	×
何らかの食事療法が必要な人は、その療法を守ることができる	○	×
高齢期に入ってから極端に食事時間、食べる量・内容、体型は変わっていない	○	×

「摂食嚥下障がい」を怖がらない

食べる機能低下のあらまし

最近、テレビや新聞で「摂食嚥下《せっしょくえんげ》障がい」の危険について、報道されることが増えてきました。この摂食嚥下障がいは、きちんとした知識をもっていれば、必要以上に怖がることはありません。

では、摂食嚥下障がいとは、どのようなものでしょうか。

食事のとき、食べ物を認識し、食べる意欲をもち、口に運んで嚙み、飲み込みやすい塊（食塊）にして、喉の奥に送るまでが「摂食」。そして、飲み込んで、食道を通じ、胃に送る運動が「嚥下」です。健康なときには数秒間のうちに、無意識に行っている、これら食べるときの一連の行為のどこかに機能低下があると「食べられない」が起こります。

とはいえ、脳卒中などの後遺症がある場合を除き、一般家庭で生活をしている高齢者には食べ物を飲み込めない「嚥下障がい」はあまり見られないように思われます。

私自身が、在宅療養する高齢者の栄養ケアをしてきた経験では、嚥下障がいのケースは少なく、ほかの在宅医療に関わる管理栄養士などにも聞いてみたところ、やはり栄養状態の悪化が重要な問題になっている場合でも、嚥下障がいだけが原因というケースはまれだということでした。

ただし、嚥下障がいがあまり見られなくても、摂食機能の低下は多くの高齢者に見られます。

自他共に〝元気高齢者〟を認める人でも、摂食の小さな問題や、問題の兆しがある人は多く、しかも自覚されていません。

「岩みたいに硬いせんべいが好物だったけど、もう食べられない」などと苦笑しながらも、ひとまず別の物が食べることができるうちは、なかなかリスクとして意識されないのです。

たとえば「食べられる（柔らかい）物」ばかり選んで食べるようになると、栄養が偏ることがあります。肉や野菜など、よく噛む必要がある食べ物を避けるようになるためです。

そして噛む力はさらに弱くなり、噛まずに食べられる物を選ぶようになるなど機能低下が進んでしまいます。好物が次々食べられなくなってしまうと、食欲が低下し、外食や会食をする楽しみが減ってしまうこともあります。

東京都新宿区にある「暮らしの保健室」で、私は毎週木曜日のお昼に給食をつくり、お出しししています。そこで高齢の方を見ていると、「キャベツのせん切り」に難色を示す方が多く、やがて「ゆでキャベツ」を食べられないと訴え、続いて「野菜はのせないで」と注文がつくようになります。しばらくすると給食を食べに来てくださらなくなる、という場合もあります。

そこで野菜は刻んで、卵焼きの具やお味噌汁の実にするなど工夫して出すことが増えました。それでも生野菜がおいしい季節に、新鮮な、甘いキャベツのせん切りを食べていただけないのは残念に思います。

高齢者に見られる摂食機能の低下は、次のような状態です。

- 心理的、肉体的な何らかの理由で食欲がない
- 認知機能の低下や、抑うつ、薬の副作用などで意識がもうろうとしていて食べ物を認識できない
- 呼吸が安定していないため、食事どころではない
- 食事ができる姿勢が維持できない

- 手や口、舌の動きが不自由になり、食べ物を口に運んで、取り込めない
- 歯周病や口内炎などのトラブルで口の中の痛みがあって食べられない
- 老化や、薬の副作用によって唾液分泌が少ない（ドライマウス）
- 歯が弱り（義歯が合わず）、噛めない
- 口の周りや舌の筋肉が弱り、噛めず、食塊がつくれない
- 口の周りや舌の筋肉が弱り、唇を閉じて、喉の奥に送れない

など。広い意味では「視力が低下して食べ物がぼやけて見え、食べることが億劫になった」「食べ物を十分に調達し、食卓を整えることがむずかしくなってきた」なども摂食機能の低下のひとつと考えられます。

高齢の方の場合、いくつかの機能障がいが同時に起きることがあります。たとえば、食べる機能障がいと、持病の治療で飲んでいる薬の副作用による慢性的な便秘の両方

が「食べられない」を起こしている場合などです。

ここで大切なことは、なぜ食べられないのか、本人も周りも原因の自己診断をしないこと。「摂食」という行為は一連の流れで行われるため、食べる機能のどこに障がいがあるのか、専門家でも判断がむずかしいのです。

次のような場合は、何らかのトラブルが起こっている可能性があります。ひとつの目安として注意してみてください。

- むせながら食べている
- 食べた後に声がかすれている
- 食べた後は喉がごろごろする
- よく痰がからむ
- 咳払いができない
- 食事にかかる時間が非常に長くなった

・微熱を繰り返している

摂食機能の低下が進むと、嚥下機能の低下にもつながり、食べ物を喉に詰まらせて窒息を起こす危険も高まります。

お餅やふかし芋、のり、青菜のおひたしなど、喉に張りつきやすい食べ物や、水分量が非常に少ない食べ物には注意しましょう。またどんな食品も、一口量が適量がどうか、ご自身でも気にしてください。ご自身の噛み、飲み込む力に合っていない量や大きさだと、食べにくく、最悪のケースでは、窒息を起こします。

ただし、私は高齢の方にお餅を出すとき、特別に小さく切ったりはしていません。「みなで気をつけながら、ゆっくり食べましょうね」と声がけし、注意を促します。付着性の強いお餅を食べるには、集中して「ごっくんする力」が必要です。ゆったりした気持ちで、かつ力を出しながら食べていただきます。

食べ続けるためのお口のケア

摂食嚥下障がいの予防には、まず毎日の口腔ケアが欠かせません。

口の中が汚れていると、味が感じられませんし、食欲が落ちます。舌の上に、白色または色のついた苔のようなもの（舌苔《ぜったい》）が張りついていないかどうか確認してみましょう。舌苔があると、味覚低下や口臭のため、食事を楽しめなくなり、人と会うのも避けたくなってしまいます。ときどき鏡で舌を観察し、舌苔を落としましょう。ドラッグストアで専用ブラシが売っています。

そして唾液が出にくいとうまくしゃべれず、口の中の清潔も保ちにくくなります。逆によくしゃべれば、唾液が出るので、「おしゃべりも口腔ケアのうち」と覚えておきましょう。また、ガムを噛むのも唾液を出す工夫のひとつです。

口の中を健康に保つには、定期的に歯科を受診しましょう。ただし、どのような歯科を選ぶのかが、とても重要です。

歯科クリニックはコンビニ軒数より多いなどといわれますが、医療が臓器・疾病別で専門分化されているように、歯科医療にも専門ジャンルがあります。高齢者に強いクリニックを探しましょう。また、訪問診療をしてくれる歯科クリニックについても、どこにあるのか知っておきましょう。

ネット上のサイト「摂食嚥下関連医療資源マップ*」は、専門家を探すひとつの目安になります。摂食嚥下障がいの診断や、訓練をしてくれる日本全国の歯科医の連絡先が載っています。

もしくは近所の歯科など、かかってみたいクリニックがあれば、直接連絡をして、

＊摂食嚥下関連医療資源マップ（東京医科歯科大学大学院医歯学総合研究科老化制御学系口腔老化制御学講座高齢者歯科学分野 戸原玄准教授ら「国立研究開発法人日本医療研究開発機構長寿・障害科学総合研究事業　高齢者の摂食嚥下・栄養に関する地域包括的ケアについての研究」より）
http://www.swallowing.link

高齢者の摂食嚥下障がいの診断やケアが可能か、訪問診療が可能かなど、尋ねてみましょう。

誤嚥性肺炎のこと

なお、高齢者の死因として大変に多い「誤嚥性肺炎《ごえんせいはいえん》」について、ここでは本論から外れますが、基礎知識として知っておいてください。

肺炎はがん、心臓疾患に次いで、日本人の死亡原因の第三位の病気です。しかも肺炎で亡くなる人の約七割が誤嚥性肺炎で、さらに高齢になるほど誤嚥性肺炎が占める割合が高くなるため、誤嚥性肺炎は高齢者にとってとくに注意が必要な病気です。

食べ物や唾液が誤って気管に入るのが誤嚥で、そのために起こる肺炎が「誤嚥性肺炎」です。

微量の食べ物や細菌を含む唾液の誤嚥は、高齢者に限らず日常的に起きやすいことです。しかし高齢者は、体力や免疫力が低下しているので、肺炎につながるリスクが非常に高いのです。つまり摂食嚥下障がいがなくても誤嚥性肺炎を起こすことがある、ということです。

食べ物や唾液を誤嚥しそうになるとむせ込みや咳などの反射が出て排除しようとします。しかし高齢者の場合、この反射の反応が鈍くなり、むせることもなく誤嚥してしまう「不顕性《ふけんせい》誤嚥」による肺炎も起こりやすいです。

誤嚥性肺炎の中には、長期間寝たきり状態で療養している人など、少量の唾液などが持続的に誤嚥されて起こる「びまん性誤嚥性細気管支炎」、胃の内容物が嘔吐《おうと》や逆流《ぎゃくりゅう》によって重篤な肺炎を起こす「メンデルソン症候群」なども含まれます。

誤嚥性肺炎の予防は、まず基礎体力・免疫力を低下させないことです。そのためにも、しっかりとした食事を心がけてください。

味覚障がいも要注意

また、摂食嚥下障がいの影響や、味を感じる味蕾《みらい》細胞の老化、栄養不良、病気や薬の副作用などによって起こる「味覚障がい」も食べる楽しみを奪い、「食べられない」を招きやすい障がいです。

症状は、ほとんどの味が分からないタイプのほか、特定の味が分からない、特定の味を際立って強く感じるなど、さまざまなタイプがあります。

患者さんの約半数は六五歳以上とされ、高齢者に増えているので、これまでと味の感じ方が変わり、食生活に影響が出てきたら、原因を突き止める必要があります。

歯科や耳鼻咽喉科、または味覚専門外来などを受診して、原因別にケアしていきましょう。

オーラルフレイルにならない

摂食嚥下障がい以前に、「オーラルフレイル」という状態になる人も多いことが分かっています。フレイルは〝虚弱〟を意味します。

日本人の歯の寿命は、一九八九年から広まった八〇二〇運動（八〇歳になっても二〇本以上の自分の歯を保とうという運動）の効果もあって、格段にのびたのですが、それでも平均寿命と合わせて見ると、歯のない期間が約一〇年程度あると推測されています。

平均寿命と、継続的な医療・介護支援を必要としないで生活できる期間を示す健康寿命の差には約一〇年の開きがあり（男性約九年、女性約一二年／二〇一三年 厚生労働省）、奇しくも歯のない期間もほぼ同じ、約一〇年です。

Bさん（七〇代、男性）は食後の歯磨きや数カ月ごとの歯科検診など口腔ケアを習慣にして、七〇歳を超えても自分の歯が二〇本以上残っており、食べることに不自由はなかったそうです。しかし、家業を息子さんに譲り、楽隠居になったと思ったら、外出や人と会うことがほとんどなくなり、口腔ケアもなおざりになってしまったとのことでした。

「以前はお客さんに会うから口臭に気をつけていたけれど、もうかまう必要もない。歯医者はきらい」

そうこういっている間に、数本の歯を失い、「八〇二〇危し！」となって、再びかかりつけの歯科へ通い始めたそうで、「ひと安心」と笑っておられました。

Bさんのように人とのつながりや生活の広がりが減り、健康づくりへの興味・関心が下がり、習慣を継続する意欲が薄れてしまう人は少なくないのです。

そしてケアを怠ると「歯周病」や「う蝕《しょく》」によって歯を失い始めます。う蝕とは、口の中の細菌が出す酸によって、歯が溶かされ、歯を失う疾患です。

そのまま放置している状態がオーラルフレイルで、食べられなくなるひとつの原因です。

高齢期に入っても引き続き口腔ケアに取り組みましょう。通常の歯磨きだけでは歯垢や細菌、歯石を取り切れません。「歯と歯の間磨き」も忘れずに！　歯の根の深部についた汚れは、プロにお掃除してもらわないときれいにならないので、定期的に歯科へ行きましょう。歯科に通院できない人は、訪問歯科診療を利用してください。

歯を失ったら義歯をつくるなどして、しっかり食べられる状態に必ず戻しましょう。ほおっておくと、食欲がなくなり、食べる楽しみを失ってしまいます。

データでは歯のない期間は約一〇年と推測されていますが、これは平均値の推測なので、仕事や子育て、介護などが重なって自分のことが二の次になる時期や、プレ高齢期からオーラルフレイルになることも考えられます。くれぐれもお口を大切に。

持病の影響で起こる「食べられない」

高齢者の場合、何らかの持病（慢性的な病気）をもっていて、治療や経過観察を続け、食事療法をされている方も多いと思います。もちろん主治医から指示された食事制限などを守ってほしいのですが、若い人とは少し違う注意点があります。

たとえば、高血圧を防ぐために減塩し、薄味に慣れることは大切ですが、そのような食事制限を徹底するあまり、食べる楽しみが減り、食が細ってしまうと、体力低下など別のリスクを生んでしまうことがあります。

逆に何かを食べたり、飲むことを勧められ、それを守ろうとして、バランスよく食べられなくなることも起こります。「毎日一・五ℓの水を飲みましょう」といわれ、まじめに飲んでいると、「満腹感でごはんが食べられない」「胃腸の調子がわるくなって食欲がない」というような場合です。

さらに高齢者の持病やケガはひとつではなく、複数あることもあり、いくつもの病院や診療科にかかっている人が少なくないため、それぞれの主治医から食事や活動に対する制限が多数出ていることもあります。

結果として「あれもダメ」「これもダメ」という不自由な状態になっていて、指示通り食べようとすると大変で、十分に食べられなくなってしまう場合があるのです。

現在、治療や経過観察を続けている人は、定期的な診察で、食事や活動を制限していることによる治療効果とあわせて、栄養状態、社会的な生活力*の状態などを同時に診てもらい、引き続き必要な制限か、常に検証してもらいましょう。

＊社会的な生活力　ＡＤＬとＩＡＤＬが概ね健やかに保たれ、孤立（孤食）予防、必要な互助のしくみや医療・福祉へ自力でアクセスする力の意。ＡＤＬ（Activities of Daily Living＝日常生活動作）は食事や排せつ、整容、移動、入浴等の基本的な行動のことで、ＩＡＤＬ（Instrumental Activities of Daily Living＝手段的日常生活動作）は、ＡＤＬ自立を可能にする手段。例えば、買い物や洗濯、掃除等の家事全般や、金銭管理や服薬管理、外出して乗り物に乗る、趣味などの活動を楽しむことができること。

「お変わりないですか？」と聞かれたとき、黙っていると見直してもらえないこともあります。食べられないときは、その旨、伝えることが大切です。

一方、持病がある人は、長期にわたりたくさんの薬を飲み続けていることがあります。食前、食間、食後などに飲む薬がたくさんあって、「薬でお腹がいっぱいになったような気がする」「食後にまた薬を飲まなければならないと思うと、食欲がない」などということも見られ、また、薬の副作用によって「食べる」がむずかしくなる場合もあります。

副作用には食欲不振のほか、吐き気、嘔吐、唾液分泌の減少、味覚障がい、頻尿や便秘、下痢など下のトラブル、意識障がい、ふるえ・けいれん・手足が動かしづらいといった動作障がいなどがあります。

こうした副作用は、外出や人との関わりを避ける原因にもなるため、食べる楽しみの喪失にもつながります。

主治医から治療のために出された薬は、指示通り服用することが大切ですが、複数の主治医から薬が処方されている場合は、それぞれの薬を飲んで体調はどうかご自身で確認しましょう。

薬局で聞いた副作用は出たか、食欲や排せつ、睡眠、活動の状況はどうかなどをメモしておき、薬を飲み始めてから体調不良があれば、主治医や薬剤師に相談し、整理することも検討してもらいましょう。

まれに複数の主治医から似た作用の薬が重複して出ていたり、作用が拮抗する薬が出ていることがあると聞きます。患者さんから情報提供をしない限り、医師は患者さんが他の病院でどのような治療を受けているのか、知らない場合が多いのです。

そこで、健康被害を避けるには、薬の処方は一人の主治医に一本化することを望み、さらに、なるべく同じ薬局で受け取ることが安全です。

処方してもらった薬の記録をつけるお薬手帳も、有効活用しましょう。最近はスマートフォンで使う「電子お薬手帳」もあります。「かかりつけ薬局」「かかりつけ薬剤師」という制度もあるので、利用するのもよいでしょう。

二〇一五年、一般社団法人日本老年医学会等が発表した「高齢者の安全な薬物療法ガイドライン」をまとめた東京大学大学院医学系研究科、加齢医学教授の秋下雅弘先生の研究で、薬の種類が六種類以上になると副作用を起こす割合が増えることが分かっています。

副作用には、食べることに影響するものも多いので、持病を悪化させるおそれがある「食べられない」を防ぐためにも、五種を超えたら、整理を考えてみるタイミングです。

お金がなくて「食べられない」

「食べられない」が経済的な問題から起きているケースもあります。

昨今、高齢者の貧困は社会問題として話題になります。実際に、在宅で療養している人の栄養ケアで地域に出向くと、生活保護を受けている世帯が多いこと、そうした世帯では「食べること」に問題がある場合が比較的多いことを実感します。

厚生労働省が生活保護を受けている被保護世帯の概数を発表しており、二〇一七年五月に生活保護を受けたのは一六三万九五五八世帯で、そのうち六五歳以上の高齢者世帯は八六万九六〇世帯で、全体の半数を超えています。

そして調査では、二〇一五年五月から二年間、生活保護を受ける高齢者世帯が増え続けていることも分かります。

生活保護を受けていなくても、収入や財産が乏しく、年金に頼る生活の中で、きり詰められるのは食費ぐらいということで、栄養が偏った生活を続けざるをえない高齢者も少なくありません。

たとえば、金銭的に余裕がない人がお腹を満たそうとすると、炭水化物中心のエネルギーが高い食事や、値引き販売されている古い食品を食べる機会が多くなります。そのような状態が続けば、病気になったり、介護度が重度化してしまうリスクは高くなります。

ただし一方で、ビールや菓子パンなど嗜好品は買っているけれど、栄養バランスを考えた食生活はできていない、という場合も少なくはありません。

糖尿病を患っているのに、台所のテーブルの上に値引きシールが貼られたクリームパンがいくつも置いてある。地域での活動でそのような方と出会ったときには、丁寧に、食事の大切さについて説明します。そして、どんな状況においても、工夫した食べ方があることをお伝えします。調理をする方には、「缶詰」や「おから」といった安く買えて栄養になる食材の活用法なども紹介します。

体が健康であればこその人生です。バランスのとれた食事を見て、食べてもらって、お金を上手に使い食事を見直していただくようにしています。

食習慣は一朝一夕に変わるものではないので、何度も繰り返しお伝えするボランティア活動を続けながら、公的資金によって賄われる現在の医療や介護の仕組みを維持するためには、疾病予防・介護予防の一環で、貧困な高齢者の「食べること」を守る、公的な、新たな仕組みが早急に必要だと感じています。

健啖家は長生き

食欲旺盛でよく食べる人のことを「健啖家は長生き」といって讃えます。単純にたくさん食べることがいいとはいえないのですが、高齢になってもしっかり食べられるのは、確かに長生きのひとつの素質。食べるには体力がいるので、さまざまな能力を要する大変な営みなのです。

それができるのは、元気な証拠。まず食べたいという欲求があり、買い物や調理をする行動力があり、食べたいものを食べて、消化吸収ができ、排せつにも問題がない「健康」「生活力」がベースになければ、食べられません。外食や、出前をとるにも判断力、行動力、経済力、人前に出る意欲などが必要です。

若い人でも、忙しくて精神的に余裕がなかったり、ストレスが強く寝不足だったりすると、食べることをないがしろにしてしまいがちです。風邪気味や歯の痛みなど小さなトラブルがあるだけで食欲が低下し、食事がおろそかになることもあるでしょう。

高齢になれば、身体的には、何処かしら体調不良なところがあります。人生経験が豊富だから、打たれ強い人が多いとしても、老いが心身に与える影響は深刻です。それでも食欲に波がなく、しっかり食べられるというのは気力・体力共にタフでなければできません。

あえて「健啖家は長生き」というのは、それが決して当たり前ではないから。この〝長生き〟は、達者に暮らせる健康寿命が長いということで、何歳まで生きたかではないわけです。

そして「健啖家は長生き」といういい方には、高齢でもステーキやうなぎ、とりの唐揚げなど比較的高カロリーで、エネルギッシュな食事も好み、食べられるというイメージが含まれているように思います。

栄養学的には、全身の細胞をつくり、細胞の若返りに欠かせないたんぱく質、脂質、ビタミン、ミネラルなどがしっかりとれるイメージです。

実際に、そのような食事を体が欲し、消化不良などを起こさず食べられるなら胃腸が丈夫です。腸の機能の状態は、脳の機能の状態と相関しているので、腸が元気なら、脳も健やかにはたらき、食欲や生活意欲も高まる相乗効果があります。そして食べたもので体はつくられるので、年齢に関わらず全身の細胞が若々しく維持されていると考えられます。

おまえは「食べる口」

七歳の頃、近所ではまだ珍しかったテレビが家にきました。大好きだった料理番組で「ハンバーグ」の解説を見て、それをどうしてもつくりたく、ひき肉やいろいろな食材と出会える東京に「いつか絶対に行こう！」と心に誓いました。

中国山地の中でもとくに標高の高い島根の山里で生まれ育ったので、普段、食べる物といえば米と野菜、山菜、豆類などでした。冬には二、三メートルの積雪に閉ざされる地域で、肉や魚を食べるのはまれなこと。ハンバーグをつくるひき肉を見たことがなくて、「ひき肉ってなんだろう？」と興味津々でした。

テレビで見る東京は、素敵なお料理があって、デパートの美術展では教科書に載っているピカソの絵を観ることができる、刺激的な場所でした。しかも、上野動物園には世界中の動物がいるらしい。

「いつか東京に行かなくちゃ」。心に決めただけでは気持ちがおさまらず、豆をひく石臼で貴重な肉をひいてみました。実験は失敗。思い描いたひき肉にはなりませんでした。

事情を知った母には呆れられ、そのとき「おまえは『食べる口』だね」といわれました。

母は遠出を好まず、家で手芸や園芸、家族に食べさせる料理を〝手づくり〟するのが好きな人で、私を含め四姉妹はそれぞれ母の性分をどこかで受け継いでいます。たとえば姉は洋裁を好み、私は食べるほう。母の言葉は、食べることをして生きていく口だという意味だったようです。

病院や在宅で療養する人の食に寄り添うこと、寄り添うことができる管理栄養士を育てること。母の心眼が見抜いた通り「食べること」をして生きる人生になりました。

高校を卒業した後の進路を決めるとき、私の選択肢の中に「管理栄養士」という職業はありませんでしたが、図らずも栄養を学ぶよう導かれたのが「食べる口」のおかげなら、母のおかげ。

ほぼ自給自足で、工夫して食べることに追われながらも、「食べることにはけちになるな。しっかり食べ、生きよ」と教えてくれた祖父母と両親のおかげです。

最後の晩餐

健康な人はよく「最後の晩餐なら何を食べる?」などといって好物をあげたり、郷土料理をあげたりします。ただし、現実的には人の「最後の晩餐」は亡くなる直前ではありません。自然死に近い状態で亡くなる人の場合も、短い人で数日は口からの食事や水分補給を断って逝かれることがほとんど。そして、それはとても自然なことです。

たくさんのお看取りを経験した医師が話していたことがありました。「食や水分を断ち、体から不浄なものをすべて排せつして、ご自身で浄化して亡くなるようだ」

私も、そのような臨終を目にしたことがあり、畏敬の念を抱き、その美しい姿を記憶しています。

しかし、不本意な「最後の晩餐」が死のずっと手前にある人も、残念ながら少なくありません。「はじめに」にも書いた通り、「食べることをあきらめて亡くなる人が多い」というのは、食べたくても食べられない期間があり、食べることに絶望して亡くなる人が多いということです。

食べたいし、場合によっては食べられるのに、原因を突き止めず、放置して、食べる機能が低下してしまう人がいます。医療の判断で「食べられない」とされ、不適切に食を禁じられたまま、再び食べるためのケアを受けられない人もいます。入院前は普通に食事ができていたのに、退院後は食べられなくなってしまうこともあります。

すると、自分ではそんなつもりはなかったのに、「最後の晩餐」は終わっていた。今はもうそれどころではない、ということが起こります。

自分の意に反して「食べられない」のは、大きな恐怖です。多くの人は「食べる」は「生きる」糧だと本能的に分かっているので、食べられないと「いのちが保てない」という不安に襲われます。

たとえ「食べたくない」ときにも、食べられない人として扱われ、「食事が提供されない」状態は絶望を招くことがあるでしょう。

逆に、まったく食べられない状態から、ほんの少しでも食べられる状態になったら、「明日はもっと食べられるかもしれない」と思え、いのちがつながる気持ちが湧きます。食べたい物を思い浮かべることができると、今と、一歩先を見て生きることができるのです。

それはご本人だけでなく、病人を見守るご家族の気持ちにも影響します。病人はもう食べられない人だと思うと、余命が限られているように感じ、落胆します。しかし、食べることを望んでいる人がひと口でも食べられると、「これで少し元気を取り戻すかもしれない」「好物を食べさせてあげたい」などと希望がもてます。

自然に食を断つときまで、病気や障がいがあっても、生活が続く以上「食生活」は欠かせない営みのひとつなのです。

そして今何歳で、健康であっても、明日は分からないことを思うと、普段、無意識に食べる一回、一回の食事を自分らしく食べる、食べ続けることを大事にしなければ、自分らしく生き抜けないとも思います。

2

「食べられない」が招くリスク

高齢者に栄養が足りない

食事をする目的のひとつは、栄養をとることです。人は生命活動を続けるためのさまざまな栄養素を食事からとって、消化吸収します。

食べなければ、こうした栄養素が枯渇してしまいます。

体はそもそもさほど栄養素を蓄えておくことはできません。栄養が足りないとき、生命を維持するために栄養素の消費を節約したり、糖質だけではなく、体を構成している別の栄養素で代用するはたらきもありますが、それは非常時にはたらく機能で、長期間はもちません。

食べ続けるか、何らかの方法で栄養素を供給しないと、生きていけないのです。

東京など都市で暮らしていると、スーパーやコンビニの棚にはびっしり食べ物が並び、栄養素を添加した機能食品の宣伝も溢れていて、外食できるお店が軒をつらねているので、生きていけないほど、「食べられない」「栄養素が枯渇する」など、起こらないように思えます。

しかし、現代日本の都会でも、著しく栄養が不足して亡くなる人がいます。とくに高齢者に多く見られるのです。

なぜこのような豊かな社会に暮らす高齢者が栄養障がいを起こしてしまうのでしょうか。

それは先にも述べた通り、さまざまな理由で「食べられない」が起こり、栄養不良の素地があるうえ、ほかの原因が重なるためです。

高齢者の場合、何か持病をもっている人が多く、病気によって、長期にわたって体に負担がかかっています。体に病気による炎症があるので、栄養を消耗します。これが負の作用（悪液質《あくえきしつ》）となって、栄養障がいを招くリスクを高めます。

持病による悪液質は高齢者に限らず、どの年代の人にも起こることですが、高齢者の場合、老化による虚弱という背景もあるので、そのダメージが大きくなってしまうのです。

栄養不良には二つの顔がある

本書では栄養状態がわるくなることを「栄養が足りていない」「栄養障がい」「栄養不良」「栄養の偏り」などさまざまないい方で記しています。

栄養状態が不良になる場合は、単純に「不足」のケースばかりでなく、特定の栄養が多過ぎるケースや、バランスがわるいことが問題となるケースもあるからです。

栄養不良は一見した体型だけでは分かりません。痩せていても、中肉中背に見えても、太っていても「栄養不良を起こしている」ということがあります。

栄養不良を大別すると、「低栄養《ていえいよう》」と「過栄養《かえいよう》」という二種類があります。そして二つの栄養不良のいずれかによって代謝障がいが起きた状態が「栄養障がい」です。

代謝とは、生命活動を続けるために必要なエネルギーを使い、体の細胞を新しくつくり、健康を保つ機能をはたらかせる、体内で起こる生化学反応のこと。この生化学反応は「生きている」こと、そのものです。

しかし栄養障がいが起こると、生化学反応に支障をきたし、いのちが危険にさらされます。

「低栄養」が増えている

栄養不良のひとつの顔である低栄養とは、健康な体を維持するための栄養が足りていない状態です。高齢者の場合、この低栄養状態にあっても気づかない人、悪化している人が増えていることが昨今、大いに問題視されるようになってきました。

最新の「国民健康・栄養調査」（厚生労働省、二〇一六年）で、六五歳以上で一七・九％、八〇歳以上では二～三割が低栄養傾向という結果が出ています。

低栄養から起こる健康被害を考えると、超高齢社会においてこの数字はとても深刻な数字です。

また、自宅で訪問診療や訪問リハビリなど医療ケアを受けている六五歳以上の人の場合は、もっと多いことが分かっています。全体の七割を超える人が、低栄養または

在宅療養中の高齢者の栄養状態

	栄養状態が良好な人	低栄養のおそれがある人	低栄養の人
全体（全951名）	**27.3%**	**35.2%**	**37.4%**
男性（全369名）	**29.3%**	**36.6%**	**34.1%**
女性（全582名）	**26.1%**	**34.4%**	**39.5%**

（国立長寿医療研究センター、平成24年）

低栄養のおそれがあるという結果でした。

国も高齢者の低栄養を問題視し、さまざまな手を講じようとしています。管理栄養士としては、栄養状態がわるいことを案じると共に、その方々が食べることを楽しめていないと思うと、せつなく、悔しい。

そして低栄養や、低栄養のおそれがある人には、そうなる前、徐々に食べられなくなっていく経過があったはずで、その時点で予防できなかったのが残念でなりません。

高齢者が低栄養になると体重減少のほか、脱水、貧血、気力低下などを伴って全身の虚弱を進行させる原因になります。

栄養がとれていなければ、体力が落ちていくというのは、誰でも何となくイメージできることではないかと思いますが、高齢者の低栄養は、いのちの危険を招く重大な問題です。

Cさん（七〇代、男性）は長引かせてしまった風邪から肺炎を起こし、さらに入院中に誤嚥性肺炎を起こしてしまいました。退院して一旦自宅に帰ったものの、体力が回復せず、最初の入院前と同じような生活ができなくなってしまい、数週後に再び肺炎が疑われる発熱で入院しました。このような急激な体調不良の連鎖の背景には、必ずといえるほど低栄養があります。

また、脳卒中や心臓病、糖尿病などの病気や骨折などでは、予防の時点ではむしろ過栄養や肥満を防ぐ栄養指導をしていますが、高齢者が発症した場合、実際には低栄養で痩せ過ぎている人より、少々ふくよかという程度の人のほうが、生き残る可能性が高いのです。

だからといって、決して太っていたほうが長生きできるというわけではありませんが、高齢者の低栄養や痩せ過ぎは、病気を引き起こしたり死亡したりするリスクが高いのです。それは、内臓脂肪の蓄積や肥満と同様のリスクであると覚えておき、適正な体型維持を心がけましょう。


なお、脱水が危険なことは、梅雨から夏にかけて熱中症対策でよく知られるところとなり、こまめな水分補給を心がける人、喉が渇く前に飲むように気をつけている人などが増えました。

人は排せつや発汗で一日約二・五ℓの水分を失うので、健康を保つために一・五ℓ程度の水分を飲む必要がありますが、一・五ℓ程度というのは、同時にしっかり食べて、食事からも水分やミネラルなど栄養素を補給できていることが前提です。

食べる回数や量が減っている高齢者の場合は、食事からとれる水分も減っていることとになり、水やお茶も量は飲めないことが多いので、脱水の危険が高まることになります。「食べられない」ときは「飲めない」にも用心する必要があります。

生野菜や果物、牛乳など水分と栄養素を含む食品が十分にとれるように、習慣をつくりましょう。たとえば朝食後に一杯の牛乳を飲む、昼と夜の食後にデザートとして果物を食べるなど、続けやすい手軽な方法を習慣にしてください。

なお、熱中症予防の体づくりでは、水分補給に加え、春先から汗ばむ程度に体を動かす習慣をもつことも大切です。

低栄養とフレイル

最近、医療の分野では高齢者の虚弱を「フレイル」という言葉で表すようになりました。先述のオーラルフレイルも同様です。

高齢者の身体的フレイル（高齢者のフレイルには社会的フレイル、精神的フレイルもあります）は、誰にでも起こる老化現象で、健康な体を維持するはたらきが低下し、ストレスや健康被害に対する耐性が弱くなることですが、低栄養が起きていると、フレイルを加速させてしまいます。

進行性の筋肉（骨格筋）量減少や筋力低下、それに伴い身体機能が低下することを、「サルコペニア」と呼んでいます。

これも身体的フレイルの一端です。サルコペニアは低栄養によっても引き起こされ、日常の活動が低下し、ケガのリスクを増大させます。

そして舌や顎・首周囲の筋肉が痩せることで摂食嚥下機能の低下や食事動作にも影響を与え、さらに全身の栄養状態を悪化させる負の連鎖が起きやすくなります。

このサルコペニアは老化現象のフレイルの一端で起こるほかに、持病や急性の病気やケガの影響で起こる場合もあるため、病気やケガがあるとき、より注意が必要です。

病院などでは検査機器を用いて骨格筋量などを評価しますが、地域医療など測定がむずかしい場では、

- ふくらはぎの最も太い部分の周囲の長さが男性で三四cm、女性で三三cm未満
- 六五歳以上で歩行者用の青信号のうちに横断歩道を渡り切れる歩行速度（概ね一m／秒）が保てていない
- ＢＭＩが一八・五を下回っている

$$\text{BMIの計算式＝体重 kg} \div (\text{身長 m})^2$$

体重**57kg**、身長**160㎝**の人の場合は

体重**57kg** ÷ (身長**1.6m**)^2 ＝ **BMI 22.27**

などの場合を、サルコペニアとして判断します。

ＢＭＩは体格を表す指標で、上の計算式で出します。「日本人の食事摂取基準　二〇一五年版」においては七〇歳以上の高齢者の目標とするＢＭＩは二一・五〜二四・九とされています。

また、高齢者には「ロコモティブシンドローム」という運動器（筋肉・骨・関節・軟骨・つい間板など）の障がいを起こす人も多く、サルコペニアがその原因のひとつになります。ロコモティブシンドロームは、歩行や日常生活に支障をきたすことが増え、要介護になるリスクが高い状態です。

少しややこしいので、低栄養とフレイル、サルコペニア、ロコモティブシンドロームは、あらゆる病気やケガを起こ

しやすく、治りにくく、相関して負の連鎖を起こすリスクだと理解しておくといいでしょう。

ただし、フレイル、サルコペニア、ロコモティブシンドロームは、予防や回復が可能な状態も含まれています。重症化を防ぐために欠かせないのは早期発見。そして、もっとも重要なのが、低栄養の予防と改善です。

やってみよう！

健康チェックをしてみましょう

東京大学高齢社会総合研究機構教授の飯島勝矢先生が考案した「フレイルチェック」というものがあります。大きく分けて、簡易チェックと総合チェック（深掘りチェック）の二つで構成されています。ぜひ公益財団法人長寿科学振興財団が運営しているウェブサイトの「高齢者の病気」内にあるリストでセルフチェックしてみましょう。*1

ここでは簡易チェックのうち、フレイルの兆しをチェックできる「イレブンチェック」と、サルコペニアの危険度を見る「指輪っかテスト」を紹介します。

一方、ロコモティブシンドロームのチェックは公益社団法人日本整形外科学会が七五

*1 フレイルのセルフチェック　健康長寿ネット、高齢者の病気「フレイル診断方法」https://www.tyojyu.or.jp/net/byouki/frailty/shindan.html

ページで紹介している「ロコチェック」を推奨しています。同学会がウェブサイトで公開している「ロコモ度テスト[*2]」とあわせてチェックしてみましょう。

こうしたチェックを行って、問題が見つかったら、セルフケアに取り組み、悪化させない治療またはケアを受けましょう。

＊2 ロコモ度テスト 公益社団法人日本整形外科学会「ロコモ度テスト」
https://locomo-joa.jp/check/test/

☑イレブンチェック

質問に答えて、回答欄に○をつけましょう。問いの「4」「8」「11」は、「はい」と「いいえ」が逆になっていますので注意してください。回答欄の右側に○がついたら、フレイルの兆しがあり、要注意です。

栄養〈食・口腔〉

1. ほぼ同じ年齢の同性と比較して健康に気をつけた食事を心がけていますか	はい	いいえ
2. 野菜料理と主菜（お肉またはお魚）を両方とも毎日2回以上は食べていますか	はい	いいえ
3. 「さきいか」「たくあん」くらいの硬さの食品を普通に噛み切れますか	はい	いいえ
4. お茶や汁物でむせることがありますか	いいえ	はい

運動

5. 1回30分以上の汗をかく運動を週2日以上、1年以上実施していますか	はい	いいえ
6. 日常生活において歩行または同等の身体活動を1日1時間以上実施していますか	はい	いいえ
7. ほぼ同じ年齢の同性と比較して歩く速度が速いと思いますか	はい	いいえ

社会参加

8. 昨年と比べて外出の回数が減っていますか	いいえ	はい
9. 1日に1回以上は、誰かと一緒に食事をしますか	はい	いいえ
10. 自分が活気に溢れていると思いますか	はい	いいえ
11. 何よりもまず、物忘れが気になりますか	いいえ	はい

出典　東京大学高齢社会総合研究機構　飯島勝矢、
フレイル予防ハンドブックから引用改変

☑ 指輪っかテスト

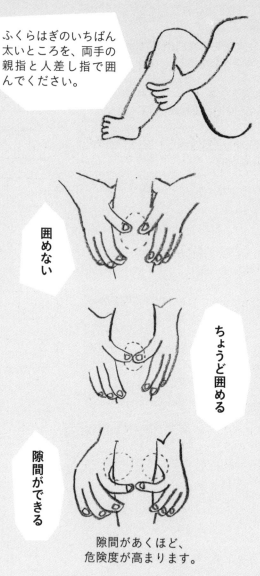

ふくらはぎのいちばん太いところを、両手の親指と人差し指で囲んでください。

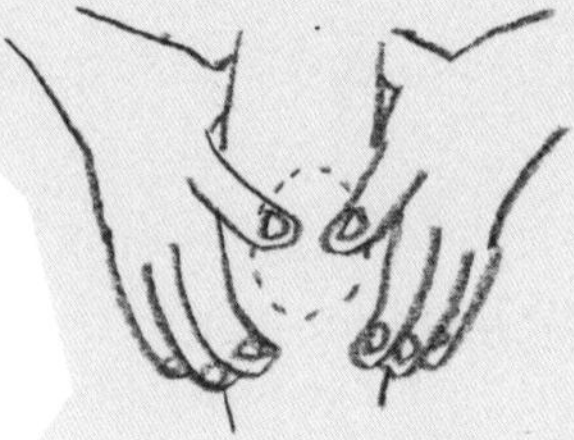

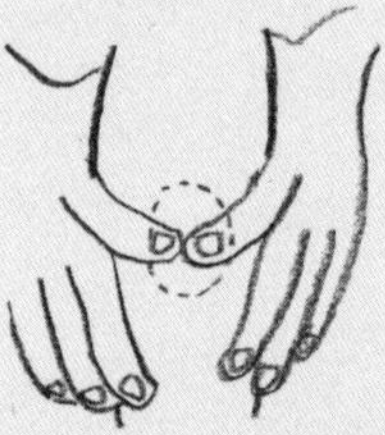

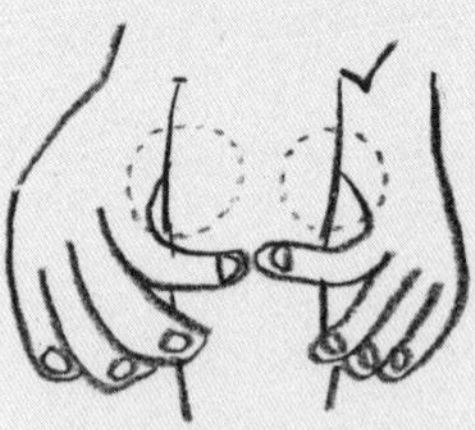

隙間があくほど、
危険度が高まります。

出典　東京大学高齢社会総合研究機構　飯島勝矢、フレイル予防ハンドブックから引用改変

☑ ロコチェック

（出典　ロコモ チャレンジ！推進協議会ＷＥＢサイト　https://locomo-joa.jp）

「ロコチェック」は、ひとつでも当てはまると運動器が衰えているサインです。バランス能力や下肢筋力のトレーニングを始め、運動習慣を見直しましょう。同学会のウェブサイトにはトレーニング法として「ロコモーショントレーニング」も紹介されています！
1 片脚立ちで靴下をはくことができない
2 家の中でつまずいたり、すべったりする
3 階段を上るのに手すりが必要である
4 家事の中で、やや重い仕事が困難である（掃除機の使用や、布団の上げ下ろしなど）
5 二kg程度（一ℓの牛乳パック二個程度）の買い物をして持ち帰るのが困難である
6 一五分くらい続けて歩くことができない
7 横断歩道を青信号で渡り切れない

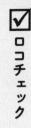

過栄養も大きなリスク

高血圧や糖尿病、メタボリックシンドロームなどの生活習慣病の予防・改善には、栄養のとり過ぎや偏りで起こる肥満を防ぐことが大切。高齢者の場合も同様です。

年齢を重ねるほど体の構成成分の比率は変化し、筋肉が落ちるため体内の水分量が減り、脂肪が増え、筋肉はつきにくくなるので、中高年以上でとくに問題になるのは、先述のサルコペニアと肥満が重なった「サルコペニア肥満」です。

ここはあえて「高齢者」ではなく「中高年以上」としたのは、筋肉減少は中高年も注意が必要な体の変化だからです。

一見、太って見えなくても、体脂肪率や内臓脂肪レベル、骨格筋率などの数値がわるければ問題あり。最近の体重体組成計はこうした数値が分かるタイプもあるので、中高年から測定し、結果に応じたセルフケアを始めるのが賢明です。

とくに下半身の筋肉量は男女共二〇代から減少するとされていて、筋肉が減れば、運動量が減り、さらに筋肉の減少に拍車をかけることもあります。

高齢者の場合、先にも述べた通り、老化現象としてのフレイルの一端で全身の筋肉減少が起こるため、肥満があれば、「サルコペニア肥満」になりやすいのです。


趣味とはいえない域の油絵を描くことをライフワークとしてきたDさん（七〇代、女性）は、数回、訪れたイタリアへの写生旅行の思い出を大切に思っています。

食事も、チーズたっぷりのピザ、パスタなど〝イタ飯〟が大好物で、野菜は苦手。それでも学校の先生を勤めながら、日曜画家としても忙しく活躍していた間は、ずっとぽっちゃり体型を維持してきたそうです。

しかし定年後、膝をわるくして外出する機会が減ってしまったところ、数年でより太ってしまい、ＢＭＩは高度肥満*を示す三五を超え、体脂肪率が上がり、急激に筋肉量が減りました。すると、絵を描きに外出することはもとより、買い物や外食さえも億劫になってしまい、近所のコンビニから配達が頼める冷凍パスタやインスタント麺、菓子パン、お菓子、惣菜の揚げ物などが中心の偏った食生活になり、栄養バランスが悪化してしまいました。

膝の主治医が栄養をつけながら減量とリハビリに取り組むことを勧め、管理栄養士がサポートしていくことになりました。

Dさんのように糖質と脂質が過剰になり、たんぱく質が不足すると、さらに肥満のリスクが上がり、サルコペニアも進みます。そして転倒のリスクが増え、歩行速度が低下して、移動や外出がより困難になってしまいます。

＊高度肥満　一般社団法人日本肥満学会が定めた成人の肥満の判定基準は次の通り。なお、BMI三五以上は診断や治療の対象となる「高度肥満」と位置づけられています。
BMI一八・五未満、低体重（痩せ型）／一八・五～二五未満、普通体重／二五～三〇未満、肥満（1度）／三〇～三五未満、肥満（2度）／三五～四〇未満、肥満（3度）／四〇以上、肥満（4度）

筋肉痩せと悪循環

筋肉が痩せ、日常生活上の動作が不自由になり、移動や外出が困難になれば、自ずと一日中、テレビの前に座っているような生活になってしまうか、横になっている時間が長くなってしまうでしょう。

歩かなくなれば、歩けなくなってしまいます。

「ピンピンコロリが理想」などと話し、最期まで達者でいることを多くの人が願っているものの、日本人の平均寿命と健康寿命の差には約一〇年の開きがあり、つまり、ピンピンとコロリの間に約一〇年間の時間があるということです。

「歩けなくなる」と、「食べられなくなる」「認知できなくなる」という負のスパイラルが起こり、その変化の段階ごとに自立度が下がっていくと、医師の秋山和宏先生（東葛クリニック病院〈千葉県松戸市〉副院長、一般社団法人チーム医療フォーラム代表理事）が「人生ラスト一〇年問題」として問題提起しています。

状態が変化していく様子やスピードは人によって違いますが、自然に改善することは考えにくいので、人生ラストの変化をなるべく緩やかにと願うなら、予防のセルフケアによって、健康を保つ意識をもたなくてはなりません。

秋山先生はこの悪循環を予防するために、国民的に、貯金よりも〝筋肉貯金（貯筋）〟を増やすことに取り組もうと呼びかけています。

老後の生活にお金は大切ですが、医療費や介護費に使うより、楽しみになることに使いたい。貯金を有効活用するために、筋肉貯金（貯筋）が大事というわけです。

ＧＤＰ（Gross Domestic Product 国民総生産）を上げるという価値観から脱却し、生活の〝快〟を求めて、ＧＤＭ（Gross Domestic Muscle 国民総筋肉量）を上げるという価値観を創造し、世界に先駆けて成熟した超高齢社会になりましょうと意識改革を促しています。

年齢や身体機能に関わらず、ＧＤＭの価値観をもち、健康的な生活をしていこうと行動する人は、必要に応じて適切な支援を得ながら自立を保ち、自分らしく生き抜くことができます。

医療費や介護費に費やさないお金は、国が別の福祉政策や、子どもや孫たちのための政策に当てることができて、みながハッピー！

私も、ＧＤＭの価値に共感します。そして、この価値をみなで共有することは、「食べる」を大事にすることに通じると思っています。

床ずれについて知っておく

床ずれは、一般的には長い間、寝たきりの状態の人に起こると思われているかもしれません。しかし、低栄養と深く関係する症状です。床（ベッド）に限らず、車椅子でも起こりますし、ベッドの転落防止柵に腕をかけていて起こることもあります。

高齢者の場合、次のような状態では二時間程度、同じ姿勢でいるだけで床ずれができてしまうこともあります。

- 栄養状態が不良で、栄養ケアを受けていない
- 体重が低下して、筋肉と脂肪が減っている
- 体脂肪が過剰についていて、動けず、自分の体の重さで皮膚を圧迫している

- 体を動かす機能が低下している
- 同じ姿勢をとり続けることの不快さや皮膚の圧迫、痛みを感じる機能が鈍化している

また栄養状態がわるいと、床ずれが治りにくく、入院している人は、入院が長引く原因になることもあります。

床ずれは、皮膚の圧迫や、表皮と組織のずれなどが原因となって、血行がわるくなり、皮膚が赤くなったり、ただれたり、細胞が死んでしまうこと。重症になると潰瘍ができ、その潰瘍が骨に達する場合もあり、大変な苦痛を伴う症状です。

床ずれが生じないため、また重症化させないためには、病気やケガの不安がある高齢の方の場合、とくに低栄養予防とこまめな姿勢変換が必要です。

予防のための環境づくりや、姿勢を整えるために役立つ用具などについては、「福祉用具専門相談員」という専門職に相談するのも一手です。皮膚の圧迫を軽減する「除圧

用具」など、よい製品が出回っています。家庭にある物を工夫して利用する方法なども教えてもらいましょう。福祉用具専門相談員は、介護用品の販売やレンタルを行っている事業所などにいます。

なお床ずれは、医療や介護の分野では「褥瘡《じょくそう》」と表します。できてしまった床ずれのケアについては医療の専門職、または主治医や看護師と連携し、チームケアを行っている介護職に相談し、治療しましょう。

.3

「食べる」を弱らせない食べ方・暮らし方

高齢期の理想的な食事とは？

高齢期に、ずっと自分らしい食生活を続けるためのコツをここではお伝えします。

まず栄養素は、「栄養摂取基準」の推奨量というのがありますが、中高年以降の健康な人が、何をどれくらい食べるのが理想的か、一概にいうのはとてもむずかしいことです。

それまでの食習慣があり、体調や嗜好、経済力、調理の得手・不得手など、食べることに影響するあれこれが人それぞれ違うので、これが理想と一般論を述べたところで、指標や指針にはなりません。ただし、いくつかポイントははっきりしています。

このポイントを押さえながら、自分にあった食事を考えてみてください。

1 バランスよく食べる

気をつけたいのは、できるだけ多品種の食べ物、とくに筋肉をつくるたんぱく質がとれる卵や肉、魚、豆腐などの大豆製品をなるべく一品以上含み、野菜を多めに食べる献立にすることです。バランスをとることをあまりむずかしく考え過ぎないで、バランスをとるコツを覚えましょう。

主食と主菜、副菜に汁物を添えてお膳を整えるのが理想的ではあるけれど、それが面倒だったり、むずかしい日は、丼やお皿の上でバランスをとってみましょう。

卵かけごはんに、キャベツやニンジン、キュウリなど野菜のせん切りをのせて、彩りをよくして食べれば、手軽なバランス食です。親子丼などもタマネギのほかにニンジンやシイタケなど、何か野菜を加えてつくると、栄養バランスも量も良好なメニューになります。

大鍋で野菜の入った汁物をつくり置きし、添えられたら素晴らしい！

むずかしければ、野菜ジュースや牛乳を添えても、すてきな献立です。

野菜の量は、てのひらで覚えて！　健康な人は、自分の両手を合わせてハート型をつくり、そこに大盛りの野菜をのせたイメージをしてみましょう。その量が一日の食事でとるべき野菜の量です。一日に食べたい果物の量は握りこぶしひとつ分です。

なお昨今、高齢の方にも「糖質オフブーム」や「たんぱく質過信」で、主食を食べない人、たんぱく質を過剰にとる人が見られます。

しかし、糖質を極端に減らすとエネルギー供給が不足するので、体は筋肉を使ってエネルギーをつくり始めるため、筋肉量が減少してしまいます。

サルコペニア予防にたんぱく質は必要ですが、とり過ぎると消化吸収にかかる内臓の負担が大きく、カロリーオーバーで太る原因になることもあります。

偏った食事制限を自己流で行うと、本末転倒な結果になる危険性が高いので、バランスよく食べ続けましょう。

健康づくりの王道「適度な栄養・運動・休養」を歩みましょう！

1日3食の主菜でとるたんぱく質の例

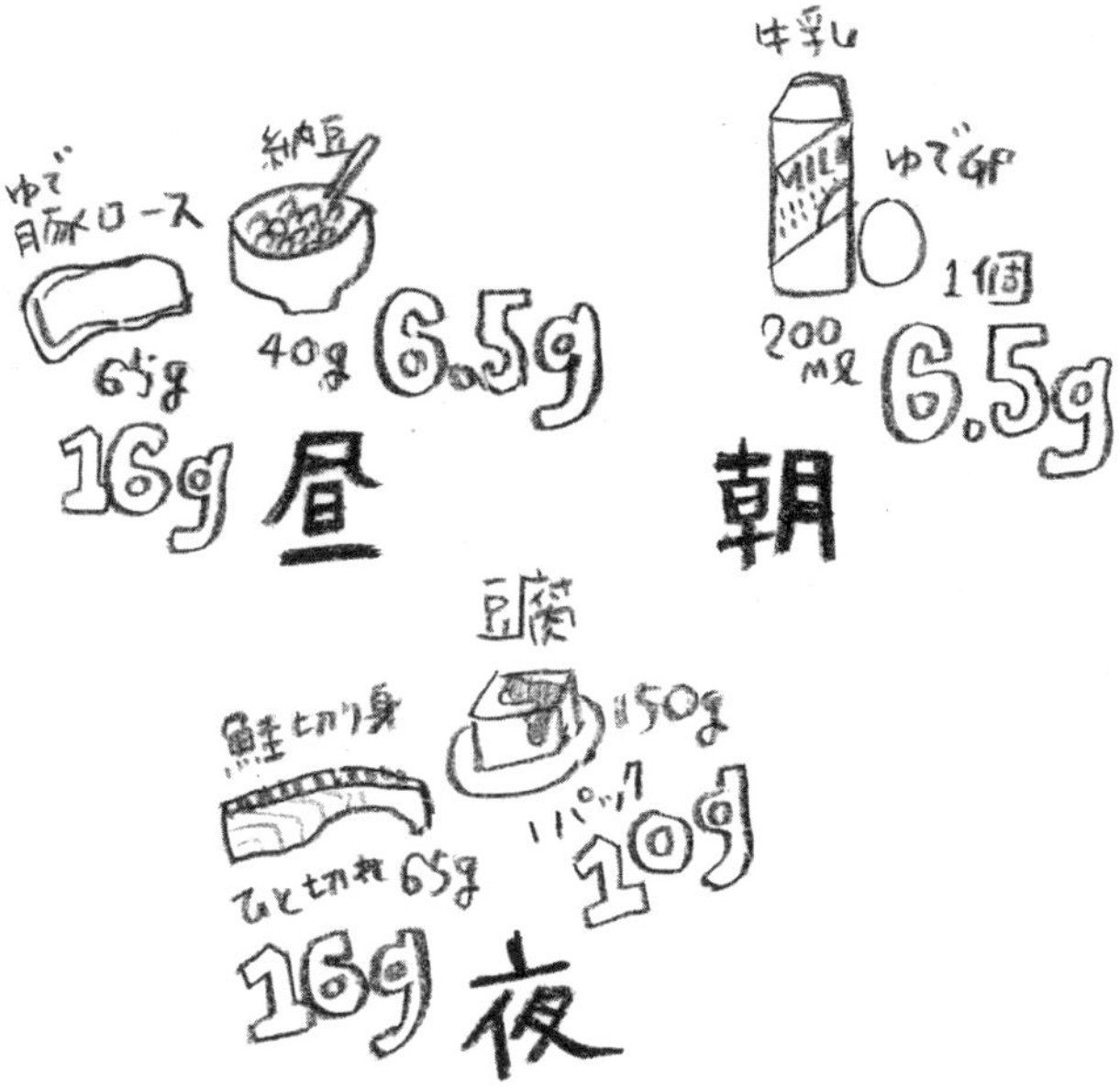

一八歳以上の人の一日にとりたいたんぱく質の推奨量は男性六〇g、女性五〇gです（日本人の食事摂取基準　二〇一五年版）。

上のイラストはその一例です。中高年も、七〇歳以上も同じ量です。

たんぱく質は主食や副菜からもとれますが、主菜を意識して食べるようにしないと不足します。主菜と牛乳で四五gとるようにしましょう。

2 量より質を重視

若い頃より回数・量が食べられなくなってきたなら、なおのこと食事の質を見直しましょう。高価な食材を食べましょうということではありません。質のよしあしはおいしさ、楽しさ、栄養バランスのよさ、自分の懐に合った経済性で決まります。

食べ物はおいしいと感じなければ、食が進まず、満足感を得ることができません。人によっておいしさの感じ方は違うものの、同じ食べ物でも、旬の食材がおいしく、栄養価も高く、時期外れの食材を買うよりお手頃です。食べきる量を買い、なるべく風味が強い、新鮮なうちに食べましょう。

そして一食分の献立では、調理法や味、見た目のバリエーションが豊富になり、満足感が高まるように工夫をしてみましょう。

調理法では焼く、煮る、蒸す、揚げる、生食。味は甘い、塩っぱい、酸っぱい、苦い、辛い。見た目は食材や料理の色が白、赤、黄、緑、黒などカラフルになるようにそろえることを意識すると、多彩になります。

毎食、すべてを網羅できなくても、意識してなるべく多彩にすると、食が進みます。少量ずつ食べても満足感が高く、自ずと栄養の質を上げられます。

また、季節によっては温かい物、冷たい物をおいしく感じます。おいしい温度で食べましょう。

3 固定観念や慣習にサヨナラ

高齢になればなるほど、自分の習慣を変えることがむずかしくなり、固定観念に縛られがちです。「食事は一日三回」「朝昼は軽く・夜は重く」「間食は控える」「手づくりの食事でなければならない」などにこだわらず、十分に食べましょう。

一度に食べられる量が減ったら、一日五回に分けて食べても、食欲のある朝にステーキを食べてもＯＫ。おやつで栄養アップ、お惣菜を買うなど手抜きもありです。

一回ごとの食事が負担にならない、新しい習慣をつくりましょう。

まず、実現可能な範囲で食べることを続けてください。何より「おいしく・楽しく食べ続ける」をモットーに！

電子レンジや炊飯器、フライパンだけを使って、簡単・時短でつくれる「時短料理」を考えるのが、私にとっては楽しいこと。そこで、暮らしの保健室では「時短料理の日」として、参加者それぞれが考案した時短レシピを披露し合う会を開いたことがあります。みなさんアイデアマンで、たくさんのおいしいレシピが公開されて、大いに盛り上がりました。

ある自宅療養中のがん患者さんに教わった「丼に、キャベツせん切り＋冷凍うどん＋ベーコン（または鮭ほぐし身）」を盛り、電子レンジで加熱して、クリームチーズを和えて食べるという献立は、今や大好物。ベスト・オブ・ジタンです！

ほかにも冷凍うどんと「イカ塩辛＋大葉」「お茶漬けのもと＋納豆」もよく食べます。トーストに「納豆＋砂糖」も川口家の定番ジタン。楽しく食べ続けるために、意外なおいしさの探求がライフワークです。

なお、週に一度は体重測定をして、記録を栄養管理の目安にしましょう。半年の間に、五％を超える体重減少があった場合は、病院で病気などが隠れていないか調べる必要があります。

五％に及ばなくても、徐々に体重が減っていたら、最近の生活を見直しましょう。お口（歯・義歯）の調子、排せつの状態、運動やコミュニティ活動など体を動かすことが増えたかどうか。そして、食べる内容や食べ方を見直して、減少を食い止めます。口腔ケアができていないと、気づかぬうちに食べる量が減っていることがあります。

食べる量が変わらなくても、便秘や下痢が続くようなら、栄養が消化吸収されていません。ヨーグルトや温泉卵を補って。外出や体を動かす機会が増えていたら、エネルギー不足にならないよう、一食に当たりごはんを「五口分」増やしましょう。カロリーにして男性なら一〇〇キロカロリー、女性なら八〇キロカロリー程度分です。

そして、定期的に健康診断を受けるのは、生涯にわたって自立した生活を続けるための基本です。自分がどのような状態なのか、知っておきましょう。

福祉においては、「高齢者の自立を支援する」などといいますが、この自立とは、健常で、何でも自分でできるという意味ではありません。

自分なりに健康的な生活を送る意欲をもち、自分で健康づくりを続け、必要な支援（ケア）を受けながら自分の暮らしを続けることが自立です。

病気や障がいなどの有無に関係なく、主体的であり続ける人に対するサポートが「自立支援」で、医療や介護は、ふさわしいケアを提案し、サービスを提供することができます。

人生の後半、大切な時間をなるべく快適に過ごすため、自分のために、自主的な健康づくりを大事に考えていきましょう。そしてセルフケアでは改善できない点については、ふさわしいケアを求めていきましょう。

食べられなくなってきたら

1 一過性のものかどうか確認する

最近食が細くなったと感じたり、身近な人が食べられなくなってきたと感じたら、一過性のことなのかどうか、まずは考えてみましょう。また思い当たる原因があるかどうかを確認してみます。

- これまでに低栄養または過栄養、メタボリックシンドロームと診断されたことがない
- フレイルやサルコペニア、ロコモティブシンドロームではない

- 慢性的な病気で治療または経過観察中ではない

以上のようなことがなければ、さらに、以下のようなことがないかどうか確かめてみましょう。

- 歯科の治療を受けた
- 義歯をつくった
- ショックな出来事があった
- 引っ越しなどで、生活環境が変わった
- 何らかの理由で台所に立たなくなった（寒さ、暑さ、調理の失敗）

このように些細なことでも生活上の変化から一過性の「食べられない」が起きることがあります。

一過性とはいえ、これらを放置しておくと慢性化や抑うつ、認知機能低下につながる危険もあるので、注意して経過を見る必要があります。次項のようなことを試しながら、経過を見ましょう。

2　食べられる物を口にしてみる

まず自分（ご家族）が「食べたい物」「食べやすい物」を考えて、食べることができるかトライしてみましょう。

母の味、郷土料理など思い出の食事や好物は、食指が動きやすいものです。

私が勤務していた病院では、どのような病状の時期にある人にもうなぎは好評でした。精がつく食べ物として知られていて、ごちそう感があり、香りがいいからでしょうか。梅干しや味噌汁、甘い卵焼きなども人気がありました。

栄養バランスは大切だけれど、食べることができなければ栄養にはならないので、まず、食欲がないときにも食べたくなる物、食べやすい物を見つけておくと安心です。

何か食べると、「もう少し食べたい」という意欲が出てくることもあります。ただし、体調がわるいときには大好物は食べないようにします。大好物を食べて嘔吐してしまうと、それがしばらく食べられなくなってしまうことがあるので、用心しましょう。

食べられなくなってきたときに、とくに気をつけてほしいのは、「食べなければならない」と強迫観念にかられないことです。また周りの人も強制をしないことです。人から食べろ、食べろとせかされたり、栄養のことをうるさくいわれると、ますます食べる気が失せて、食べられないつらさを分かってもらえない苦しみが生まれてしまいます。

ぜひ天の岩戸の神話や、北風と太陽の童話を思い出して、食事を楽しめるように工夫をして、自分自身や、ご家族など大切な人の「食べたい」が引き出されるように考えていきましょう。

私の場合、そんなことは滅多にはないのですが、まれに食欲がなくて食べられないときには「回転寿し」へ行きます。

「食べたい物」が思い浮かばなくても、目の前を「すぐ食べられる物」が流れていくと、食べてみたくなるからです。この頃はお寿司以外のメニューも豊富で、気分転換にもなります。

同様に、季節の旬の食材や行事食を思い浮かべていると、そのうち食欲が喚起されることもあります。

毎日の食事を楽しくする工夫

次のようなことも試してみましょう。

- 一回の食事量を減らして、食べる回数を増やし、おやつを充実させる
- 常備菜をつくり置きしておく

- 高級スーパーやデパートなどの食料品売り場へ行って、お財布と相談しながら、おいしそうと思うものを買ってみる
- 買い物や食事の支度などが大変なら、介護サービスや配食を利用するなど、楽になる手段を講じる
- 家族や友人との外食や、地域カフェや給食に参加する機会を増やす
- 旬の食材をとりいれる
- 盛りつけに気をくばる
- 食感や香りを意識してみる
- 郷土の、四季の行事食を食べる（おせち、小豆粥、節分の海苔巻き、ちらし寿司、お花見弁当、ちまき、七夕そうめん、うな重、栗ご飯、里芋煮、かぼちゃ煮など）
- 料理の下ごしらえや料理に参加し、料理の楽しみと料理の腕（感覚）を取り戻してもらう
- 食事だけでは栄養が足りないなら、栄養が強化された介護食品をプラスする

食べやすい環境とは？

1 テーブルやイスの高さ、姿勢を見直す

介護施設や家庭で「食べる機能が低下した」と見られていた高齢者が、食事のときの姿勢を改善しただけで、自分で食べられるようになり、食事量も増えることがあり、「環境の問題は見過ごされている場合が少なくない」と、福祉用具専門相談員の山上智史先生に聞きました。ちょっとしたアイデアや工夫で、できないと思われていたことができるようになります。

山上先生は、環境を修正することで高齢者の生活の自立支援を行うプロフェッショナルです。食事に限らず、高齢者の生活全般で、不自由なことが増えてきたとき、環

境を見直し、改善をしています。先生の活動は、ユーチューブで見ることができます。*

先生によると、食事をダイニングテーブルについてとるには、イスに座った状態で三〇分から一時間、姿勢が保てる体力があることが前提で、イスに座った場合に足底が床面に着き、テーブルに肘がのり、少し顎をひいた飲み込みやすい姿勢がとれなければ食べにくくなり、誤嚥しやすくなります。

人によって、食べやすい姿勢というのもあるのですが、若い頃には崩れた姿勢で食べられた人でも、高齢になって食べる機能が低下すると、姿勢を整えなければ食べづらいということもあります。そのため若いうちから、食事をよい姿勢でとる習慣が大切なのです。

2 調理器具、食器などを整える

食べ物が扱いやすい箸やスプーン、食器などが必要になってくることもあり、こうした物理的な問題も福祉用具専門相談員に相談できます。

料理好きだった人が、料理ができなくなってしまう原因のひとつに、愛用の調理器具が重くなった、立ち仕事が長く続かなくなったなど「老いによる体力の変化」と「環境」が合っていない場合があります。これも道具を見直したり、台所にイスを設置するなど、対処法はあるはずです。

3 見えにくいを改善する

また、老化の過程では、視力の低下や眼病などで食べ物が見えづらい、見えないということが起こり、食べる楽しみや機能を低下させてしまうことが多く見られます。食事が見えにくくなると、食べる楽しみが損なわれていき、安全な食べ物かどうか分からないので、臆病な食べ方になります。

＊「ひとりでも多くの笑顔のために！　福祉用具専門相談員の行う高齢者環境づくり」　山上智史
一般社団法人 チーム医療フォーラム主催　ＭＥＤプレゼン２０１６在宅医療
https://www.youtube.com/watch?v=S8BgPj5xJwU

目をつぶった状態で、食べ物を口に入れてもらうと分かりますが、見てから食べないと、何を食べているのか、嚙んでみてもよく分からないこともあります。

人は「目で食べる」とさえいわれます。見ることで過去に食べた記憶を思い出し、食欲が刺激されるのです。

視力や目の状態に合わせて、眼鏡や食卓の明るさを調整し、食べ物が見えやすい位置にしたり、食器の色など工夫してみましょう。仕切りのついている大皿や、食器をすべて一人前のトレイにのせて御膳風に提供するほうが食べやすいこともあります。

暮らしの保健室の給食では、「バランスプレート」を開発して、利用しています。プレートに仕切りがついていて、穀類、野菜、たんぱく質を盛るところが決まっています。主食やおかずの位置が分かりやすく、バランスよく食べられます。

眼鏡での視力の調整などができず、見えづらい・見えない場合は、食事内容がイメージできるように、お世話する人が詳しく、楽しく説明しましょう。

卓上を時計の文字盤に見立てて、献立を「主食のパンは七時の位置。今朝のパンは駅前に新しくできたパン屋さんのクロワッサンで、バターの香りがしておいしそうでしょう?」「主菜の◯◯は三時の位置。◯◯は……」など、工夫して伝えるのも役立ちます。この方法は、「クロックポジション」といいます。

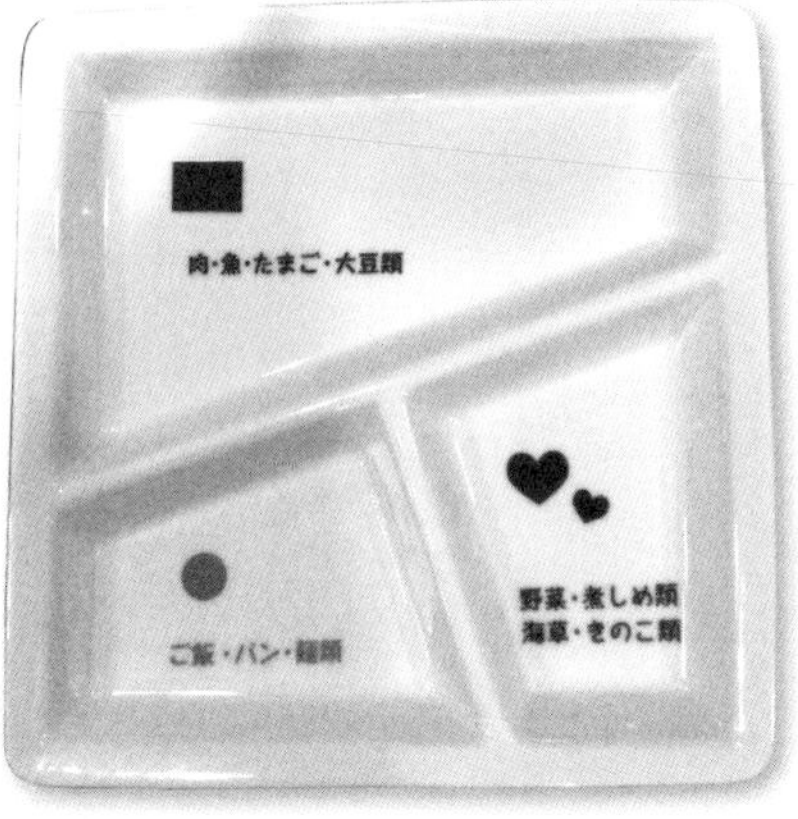

バランスプレートを目安に
バランスのよい食事を

孤食をしない

孤食（一人で食事をとること）は高齢者の食欲不振の大きな原因とされます。なるべく一人ではなく、何人かと食卓を囲むことが望ましいと思います。

一人暮らしの方も多く、家族がいる人も、今の時代はそろって食卓を囲むことはむずかしいかもしれませんが、「一人で食べてもおいしくない」と感じたら、モーニングだけ、ランチだけでも、誰かと食を共にし、おしゃべりもして、楽しめるように工夫してください。

地域の行事や冠婚葬祭、旅行などには会食がつきものですから、身近な人や社会と交わる機会が減ってしまわないように気をつけ、ぜひ、積極的に関わりをもっていきましょう。

病院でも「一人で黙々と食べても味がしない」という訴えがよくありました。病院は治療をする場所で、生活を楽しむ場所ではないので、しっかり食べて、はやく退院して、楽しい食卓に戻っていただくことを願うばかり。せめて「おいしく食べられた」と満足していただける食事を提供したいと工夫していましたが、病院ではご家族やご友人との団らんをセッティングすることはできないのです。

暮らしの保健室の給食にも、家族に先立たれ、家庭の味や団らんを求めて見える方がいます。

Eさん（七〇代、男性）は雄弁には語らない方ですが、味噌汁の香りで、奥さんとの思い出の食卓を懐かしみ、思い出話がこぼれることがあります。

「ここの食事はおいしいよ」

おいしさは味の評価だけではないでしょう。Eさんにとって毎週木曜のランチは、今は亡き夫人との会食なのではないかと思っています。

そして馴染みの場所で食べるということも重要です。

入院中はめっきり食事量が落ち、食べられなかった高齢者が、家に帰り、食卓の自分の席に座ったら、普通に食べられたということはよくあります。

あるご婦人は長年、近所の喫茶店のモーニングを食べに行く習慣がありました。商売をしていた頃から続く習慣で、家業を子どもに譲った後も、喫茶店の休みの日以外は毎朝通い、常連仲間と共に食べ、おしゃべりしていたのです。

しかし、喫茶店のマスターが病気で急逝し、店が閉まってしまいました。それ以来、朝ごはんを欠食するようになり、全体的に食欲が落ち、常連仲間とのつき合いも、外出の機会もなくなってしまったとのことでした。

そのような喪失体験に対して周囲ができることはほとんどないですが、気持ちを聞き、寂しさに共感するだけでも、少し気分転換してもらえるでしょう。そのとき健康を案じる気持ちを伝え、様子を見守っていく必要があります。

また、たとえ口から食べられなくなっても、会食や団らんは大切ですし、どのような状態にある人の「食生活」も、他者が勝手に終わらせてはなりません。

たとえば、「おじいさんは胃ろうで、食べられなくて気の毒だから、家族が食事をするのを見せないようにしましょう」、家族はこのように気遣いをします。でも、そのような気遣いがかえってご高齢の方を寂しくさせることもあります。

自分は食べられなくても、孫の健啖ぶりを眺めながらの団らんは、楽しいひとときになるでしょう。ときには外食で子や孫に奢って、いい顔だってしたいかもしれません。しゃべることができなくても、会話の内容が分からなくても、家族の食生活の場に、共にいることがかけがえのないことです。

口から食べることや、栄養をとることだけを目的にしてしまうと、食生活は味気ないものになってしまいます。

長期間、胃ろうで食事をとっているFさん（六〇代、女性）は下痢が続いていたため、栄養剤の種類をいろいろと変えてみましたが、状態はなかなか改善しませんでした。そこで主治医と相談し、胃ろうから注入できる程度にペースト状にした主食と主菜、副菜と味噌スープを食器に盛りつけ、トレーにのせてお持ちしました。すると、Fさんの顔が一瞬で変わりました。

「これは食事ですね。食事ができるなんて、何年ぶりでしょうか！」

それまでは食事時間になると栄養剤のパックをお渡ししていましたが、それは患者さんにとって食事ではなかったのだと分かりました。そして、食事と認識された後は、下痢が止まり、栄養状態が改善していきました。

「生涯、自分の口から食べて健康を維持しましょう」というのは、自分らしく生き抜くための手段として大切だということです。機能の維持が生きる目的ではないので、何より楽しい食生活を続けることを大切に考えていきましょう。

新宿「暮らしの保健室」の給食会

二〇一三年、母校の教壇に立つことになり、島根の病院を辞めて東京に来た私は、管理栄養士をめざして学ぶ生徒たちがかわいく、教え甲斐を感じる反面、病院でしていたように、栄養ケアを必要としている人の役に立てない寂しさを感じていました。

長い病院勤めでは、患者さんが必要としてくれたことに、私自身が支えられてきました。私のケアの引き出しには、患者さんたちが身をもって教えてくれた「栄養ケアの術」が詰まっています。それを同じ症状で今、苦しんでいる人に伝えられないことを、もどかしく思っていました。

そんなとき、ふとしたご縁で東京都新宿区にある都営戸山ハイツの「暮らしの保健室」へ連れて行ってもらいました。

病院とも、自治体の窓口とも違って、誰でもふと立ち寄れる町の〝保健室〟です。とても居心地がよくて、私自身がほっとできて、大学の講義がない日に通うようになりました。

都営戸山ハイツは三六〇〇を超える世帯が暮らす巨大団地ですが、住民の高齢化率が五二％を超えています。

ご高齢の夫婦のみの世帯、お一人住まいの世帯も多くあります。

そんな都心の限界集落にある暮らしの保健室は、二〇一一年からこの地域で生活している人々のさまざまな困りごと相談に応じてきた場所です。訪問看護のパイオニアで、新宿を拠点に在宅療養を支援する仕組みやサービスをつくり、全国に広げてきた看護師の秋山正子先生が開いたのです。健康上の心配事、病院の選び方、介護や薬、治療についての相談など、お医者さんに聞く手前のこと、聞きにくいことなどが相談できます。

暮らしの保健室は、相談したいことがある人にはとても話しやすい場所です。構えた感じはないので、塗り絵、ヨガ、手芸など日々のプログラムに参加するためだけに来てもいい。話したくなるまでは、ただそこにいるだけでもいい。そんな緩い雰囲気があるので、私も安心できたのです。

そして療養中に、食べることで悩んでいる人に、食のアドバイスができるなら、私にとっても願ったり叶ったり。ちょうど秋山先生が、がんで闘病する人の食事について話す機会を設けてくださったので、おいしいお味噌汁を飲みながら、聞いていただくことになりました。

やがて話しに行くたびに、室内にある小さなオープンキッチンを利用してプラス一品、がんで闘病する人に適したお料理をつけ始め、次いでプラス一品、食べる機能が低下している人に適したお料理をつけ始め、おむすびを加え……、今では、バランスのよい食事が一目で分かり、目で覚えられる「バランスプレート」に盛りつけて出すプログラム「からだに優しい食事」(昼定食、毎週木曜日)になりました。

珍しい食材や料理、旬の味、家庭のお惣菜より少し手の込んだ料理を盛り合わせて、まず「おいしい」「楽しい」食事を召し上がっていただいて、食のことを考え、お話しするきっかけとしています。常連さんも増えました。

食に対する関心や、食べる意欲、食事量などの変化から、体調の変化が分かるので、医療や介護につなぐこともあります。

何か困ったことがあっても、自分からはSOSの声を発しづらい人たちをやさしく見守る暮らしの保健室だから、昼の給食会で〝おいしく食べる〟以上のケアができていて、私は毎週の献立づくりや、ボランティア仲間とのお料理を楽しませてもらっています。

やってみよう！

食べる機能低下、予防のためのセルフケア

全身の健康づくりや食べる機能低下予防になる手軽な健康法を、ここでいくつか紹介します。まず、これなら続けられそうと思うものを選んでやってみましょう。フルセットできなくてもOK。少しずつでも、毎日続けることが大切です。

手軽にでき、効果が実感しやすいことで人気の「あいうべ体操」は、みらいクリニック（福岡県福岡市）院長の今井一彰先生が考案した体操です。

本来は万病予防のために口呼吸をやめ、鼻呼吸が習慣になるようトレーニングするものですが、舌の位置が改善され、舌の筋力が鍛えられることで食べる機能低下の予防にもなります。

「スルメ訓練」は、歯科医師の五島朋幸先生〈ふれあい歯科ごとう〈東京都新宿区〉代表、新宿食支援研究会代表〉が、訪問歯科診療で患者さんに勧めている、噛む力と舌の動きのトレーニングです。

また、ベッドに寝ている時間が長い人も可能な「シャキア・トレーニング」もあり、これは多くの医療機関で入院中の患者さんにも勧められています。

「食べる」には首や顎、口の中（舌）などの筋肉のはたらきが欠かせません。「シャキア・トレーニング」はこれらの筋肉を鍛える運動です。

1. あいうべ体操

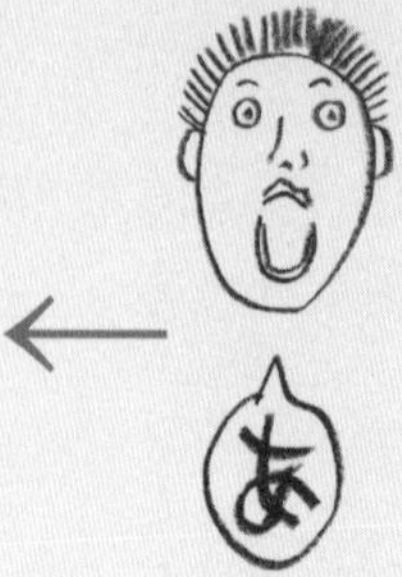

「あー」と
口を大きく開く

- **1〜4**を１セットとして、１日30セットを目安に毎日続ける
- ひとつずつの動きをゆっくり、大げさに。声は出しても、出さなくてもよい
- 顎関節症の人や顎を開けると痛む場合は、回数をへらすか、「いー」「うー」のみを繰り返す。「いー」「うー」体操は、関節に負担がかからないため、何回行ってもよい
- 「べー」がうまくできない人は、あめ玉をなめて、舌を運動させるとやりやすくなる

1. スルメ訓練

1〜3を繰り返し、
３分間ほど続ける

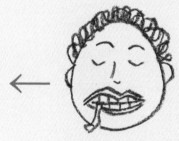

短冊状のスルメをくわえ、
右の奥歯で5回噛む

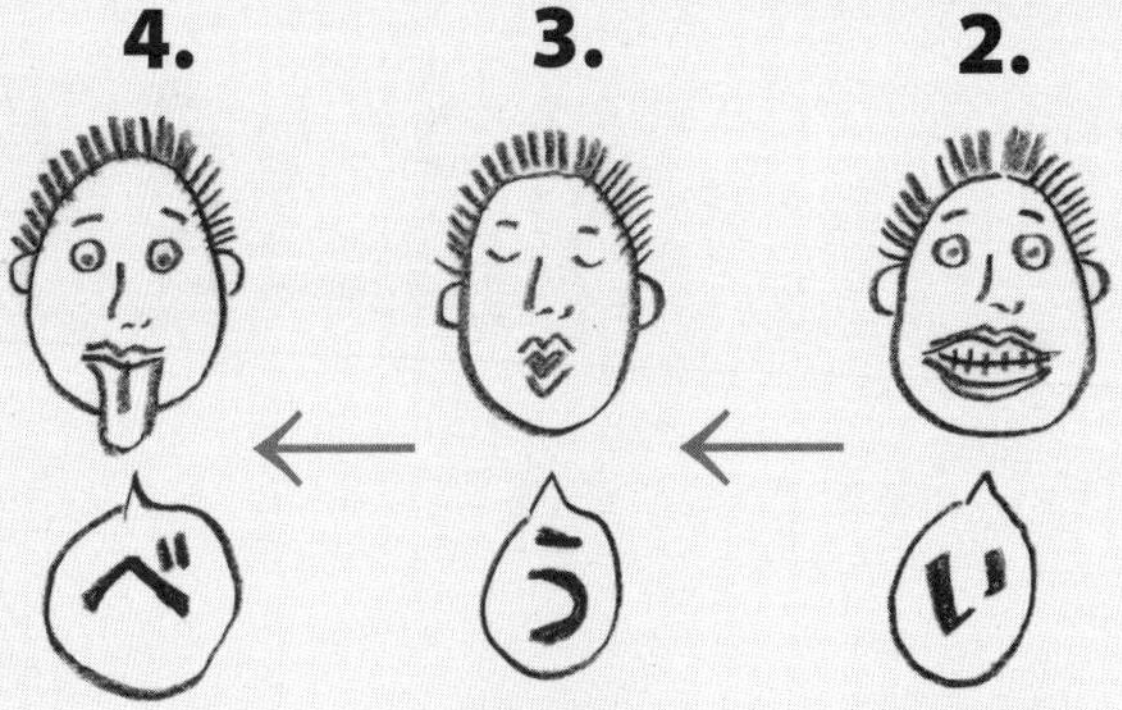

「いー」と
口を大きく
横に広げる

「うー」と
口を強く前に
突き出す

「べー」と
舌を突き出して
下に伸ばす

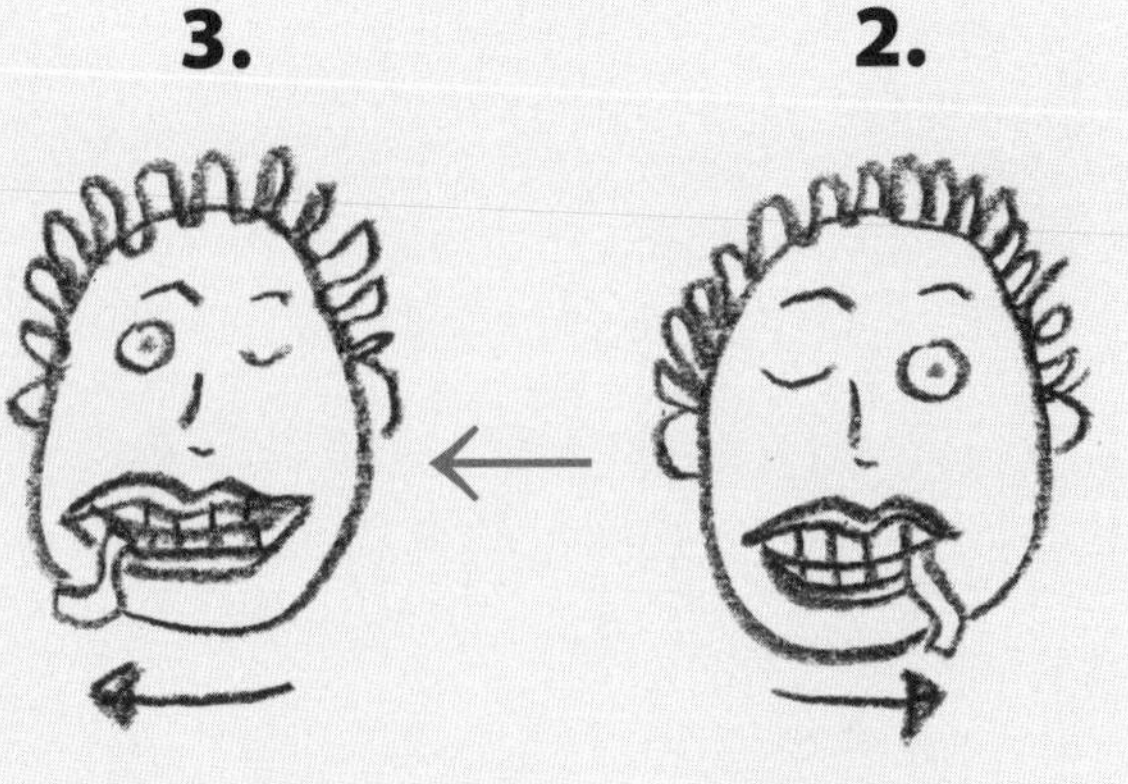

手を使わずにスルメを
左側に移動させて、
左の奥歯で5回噛む

再び手を使わずにスルメを
右側に移動させ、
右の奥歯で5回噛む

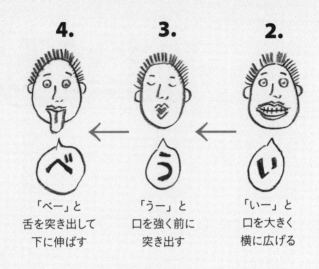

シャキア・トレーニング

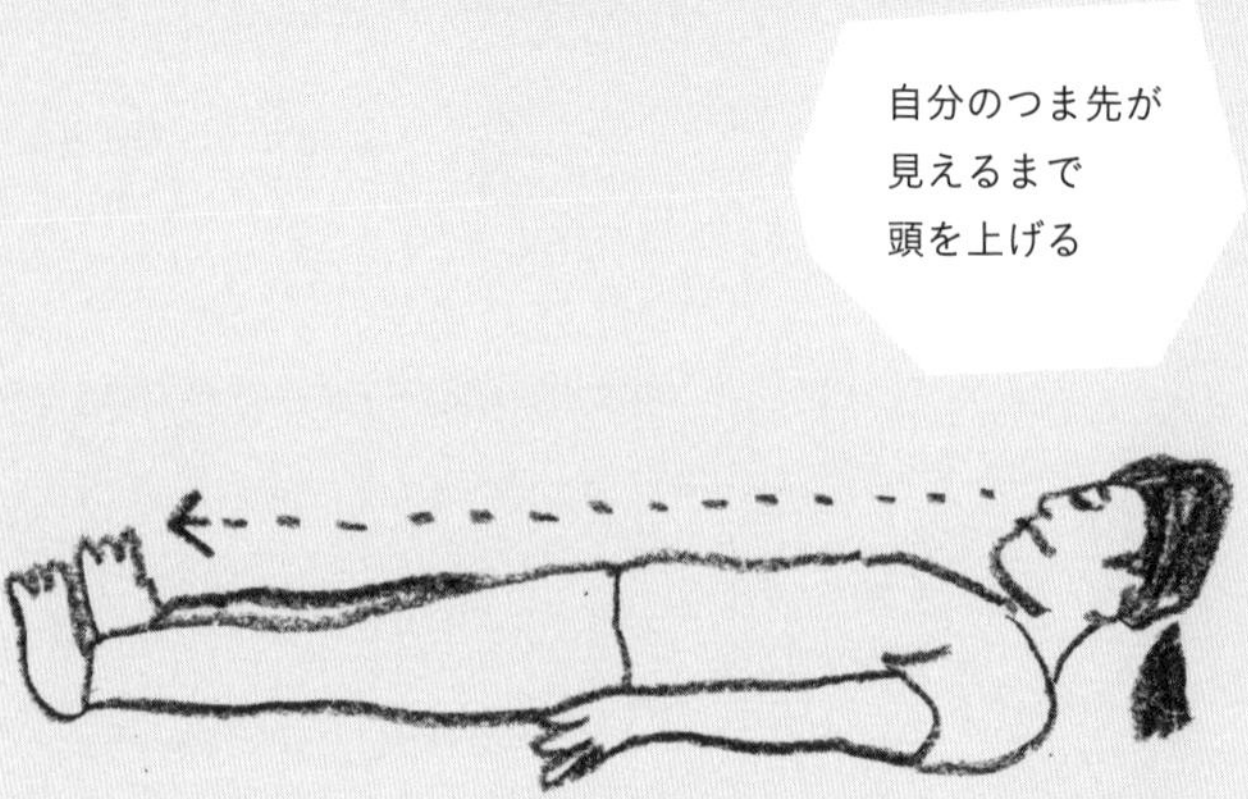

1. 仰向けに寝て、顎を引く（枕は外す）

2. 両肩を床（布団）につけたまま、頭だけをゆっくり上げて、自分のつま先を見る

3. そのまま１分間静止

4. ゆっくり頭を下ろして、１分間休む

- むち打ちなど首の病気やケガ、高血圧症の人は行わない
- **1**～**4**を１セットとして、３回繰り返す
- 朝起きたとき、寝る前を習慣にし、可能であれば日中にもう１回行う

このトレーニングは、やってみると結構大変です。１分間の静止をきつく感じる場合も多いのではないかと思いますので、まずは15秒でも、30秒でも無理なくできるだけやってみて、徐々に１分間の静止をめざしていきましょう。回数も適度に加減して、続けましょう。

4

身近にある「食支援」
——「食べる」を支える
プロのケア

プロのケアが必要なとき

生活している中でセルフケアを試みても「食べたいのに、食べられない」が改善しないときには、医療や介護に携わる専門職に相談しましょう。

さまざまな理由で「食べられない」人が増えているため、医療や介護に携わる専門職の間では、なるべくなら健康上の問題が重症化する前に、予防的に「食べる」を支援していこうという動きが広がっています。

「食支援」と呼ばれるその動きは、主に地域（在宅）でのケアと、入院中のケアがあります。まずは、地域（在宅）でケアを受けることができる食支援をご紹介します。

「食べる」という行為が、「認知」「呼吸」「口腔」「筋力」「姿勢」「心理」「消化吸収」

「排せつ」など全身症状と関係していて、食べられなくなる原因がさまざまなので、再び食べられるようにケアするには、地域で医療や介護に携わっている多職種の専門職が連携する必要があります。

たとえば、私が勤めていた病院の栄養サポートチーム（NST）でも、患者さんの「食べられない」にきめ細かく対応するために、管理栄養士と次のような専門職が連携していました。

理学療法士は食べやすい姿勢や呼吸法を提案し、薬剤師は患者さんが服用している薬の副作用と食事の関連について調べてくれました。ほかに言語聴覚士や臨床検査技師、放射線技師、医療ソーシャルワーカーなどもチームのメンバー、という具合です。

もちろん主治医や看護師とも予後を考えて、情報を共有しています。中でも、とくに患者さんの日々の変化をよく知っている看護師から提供される具体的な情報は重要でした。

看護師から「今日は唇が痛く、口が開けづらいようだ」と聞き、主食を細長い形状のスティックおにぎりにして提供し、食事量を確保できたことなどがありました。

現在、地域の栄養ケアの現場で出会うご高齢の方の状態を見ていると、オーラルフレイルと摂食機能の低下、嚥下障がいなどの境界は分かりにくく、とくに食べる機能低下の診断はむずかしいと感じます。

けれど、食べ続けていくために大切なことなので、多職種がチームになって原因を明らかにしなくてはなりません。ご本人やご家族、生活状況をよく知るヘルパーなど、身近な人からの情報提供も重要です。

一人暮らしの高齢者の場合、ご友人やお隣さんなど、親しい周囲の方の協力も欠かせません。

つまり、ご本人やご家族などと、医療や介護の専門職が共にチームとなって「食べたいように、食べられる」をめざしていく。その取り組みが食支援なのだとイメージしてください。

「食べる口づくり」とその先のケア

私は歯科についてては専門外ですが、食べることに関する口の問題については、病院勤務時代は栄養サポートチーム（NST）の仲間などから情報を得ていました。今は、一一六ページの「スルメ訓練」を教えていただいた歯科医師の五島朋幸先生などにお話をうかがっています。

暮らしの保健室とも縁が深い五島先生は一九九七年から、夫人の登世子先生と共に在宅療養する高齢者の訪問歯科診療を始めた、訪問歯科診療のパイオニアです。

二〇〇九年から新宿食支援研究会という食べることを支える多職種の組織を立ち上げ、「食支援」を全国に広げる取り組みも続けています。先に紹介した福祉用具専門相談員の山上智史先生も同研究会のメンバーで、私も暮らしの保健室で給食を提供することになり、新宿で活動する専門職の一人としてこの研究会に参加しています。

ところで、栄養ケアの現場で私がよく出会う高齢者の口と食のトラブルは「義歯」にまつわることです。義歯を入れて食事をとると「痛い」「味がわるくなる」などの理由で、外して食べている。合っていない義歯だから、なるべく外しておき、ごはんのときだけ使う。どちらも問題ありです！

義歯は、自分の歯がどれくらい残っているかなどによってつけたり、外したりする扱い方を変える必要があるデリケートなもので、つくったときにどのように使うか、歯科医師からきちんと説明を受けてください。

とはいえ、生活時間帯はつけ続けていられる義歯でなければ、義歯の役目が果たせません。外している時間が長いと、徐々に合わなくなり、食事や会話、動作に影響します。

まったく合わなくなってしまったり、紛失してしまうと、新しい義歯をつくるには一カ月ほど時間がかかるので、その間に栄養状態が悪化したり、活動が低下してしまう人が多いようです。

義歯にトラブルがあるときは歯科を受診して、すぐに調整してもらいましょう。

このとき、義歯の調整だけでなく、摂食嚥下状態を診て、必要に応じて「食べる」ケアをしてくれる歯科が、「食べる口づくり」や「食支援」を行ってくれる歯科です。三五ページでも述べた通り、それはすべての歯科クリニックがそうであるわけではありません。

食べられない原因を突き止め、ケアを受けるときはまず、「どのようなケアをすれば食べられるか」という視点で診てくれる医師か歯科医師にかかる必要があります。

その人が「食べられる」のか「食べられない」のか、判断するのはとてもむずかしいのです。主治医ですら分からない場合もあります。往々にして、食べることを支える取り組みに関わっていない主治医の「もう口からは食べられない」という判断と、食支援に積極的な医師や歯科医師、専門職では意見が分かれることがあるのです。

高齢者の医療や介護に携わる人の中で摂食嚥下障がいや低栄養は注目されているものの、現在、正しい知識とケア技術が普及しているとはいえない状況なので、「食べたい」という希望があるなら、食べることをあきらめず、原因を調べ、食べられる具体的アイデアを提供し、支え続けてくれる専門家を探さなくてはなりません。

原因を追求してくれる医師か歯科医師を探せば、その人にはブレーンとして活動している多職種の仲間がいるので、チームによるケアを受けることができます。管理栄養士も、栄養ケアや食事の形態の見直しが必要になった場合などに、チームに欠かせない職種です。

食べることを支える医師か歯科医師を探すには、先述の「摂食嚥下関連医療資源マップ」（三五ページ）を活用しましょう。

また、原因や、機能を維持・改善するためのポイントが分かった後は、ご本人の意欲と、楽しく食べる努力が必要不可欠です。ですから、ご家族など身近な人がサポートできることがいくつもあります。ウェブサイト「食べるを支える」*が、とても参考になります。その人の咀嚼し飲み込んだりできる能力によって、切り方、食べ方を教えてくれたり、食べやすい食品なども載っています。ぜひ覗いてみましょう。

専門職のケアを受けたときだけ食べられても、食支援の効果があったとはいえませんから、専門職から毎日の食事の機会に、家庭でできるケア法を聞いておき、無理をせずに、食べることの楽しみを増やしていきましょう。

＊嚥下調整食・介護食の食形態検索サイト「食べるを支える」（日本歯科大学口腔リハビリテーション多摩クリニック運営）http://www.shokushien.net

食べられないだけか、確かめる

現在、食べられなくて、状態がなかなか改善しない場合は、病気や、病気を招く低栄養やフレイル、サルコペニアなどが隠れていないか調べてもらいましょう。かかりつけ医か内科医、老年医学の専門医を受診します。

認知機能の低下が心配な場合はかかりつけ医か認知症専門医、認知症サポート医、老年医学の専門医を受診するとよいでしょう。

介護保険を利用していない人は最寄りの地域包括支援センター*1に相談し、利用している人は担当のケアマネジャーに相談するのもよく、もし身近に暮らしの保健室のような場所があれば、そちらでも相談できます。

専門医や認定施設などは、一般社団法人日本老年医学会や一般社団法人日本認知症学会、公益社団法人日本老年精神医学会のウェブサイト*2でも調べることができます。認知症サポート医は地域の医師会に問い合わせると教えてもらえます。

ご本人とご家族だけで考えていないで、はやめに専門家に相談し、支援を受ける体制をつくることが、老いが心身の虚弱を進め、その人らしい生活を妨げるのを防ぐことになります。

＊1 地域包括支援センター　自治体が設置している施設で、自治体が直接運営している施設と、民間の医療・介護事業者が自治体から受託運営している施設があります。いずれも保健師（または経験豊富な看護師）や社会福祉士、主任ケアマネジャーがいて、地域に暮らす人たちの生活をさまざまな側面から支援します。介護予防や、介護保険制度の利用について相談もできます。自治体によって名称が違う場合があり、たとえば東京都新宿区では「高齢者総合相談センター」という名称です。

＊2 各ウェブサイト
一般社団法人日本老年医学会　https://www.jpn-geriat-soc.or.jp
一般社団法人日本認知症学会　http://dementia.umin.jp
公益社団法人日本老年精神医学会　http://www.rounen.org

管理栄養士をつかまえよう

高齢期の低栄養は、病気やケガのリスクを増し、生活の質を下げる大きな要因になるので、何としても予防したい症状です。

また、何らかの持病（慢性的な病気）をもち、治療や経過観察を続けている人の場合、病気の悪化を防ぐために適切に食べて、栄養障がいを防ぐことが大切になります。

しかし、老いや、何らかの理由で「食べられない」状態にあったり、そもそも病気を招いた原因として、その人独自の食生活の影響が大きい場合など、自分の判断だけで適切に食べていくのは、むずかしいかもしれません。

地域や、通院している病院で、できるだけはやく管理栄養士の支援を受けましょう。

管理栄養士の仕事は、病気やけがで療養中の人も含め、すべての人が健康的な生活を送ることができるように、食生活のケアをすること。食べることの相談にのる専門家です。

「食べる量が減った」「偏食がやめられない」「食べ過ぎてしまう」「ひとりになって食事がつくれない」「噛むことや、飲み込みがむずかしくなってきた」「何を食べたらいいのか分からない」など、何でも食べることで悩みがあったら、管理栄養士に個別に相談をしていただければ、食べる人の健康・栄養状態、調理技能、経済力などに合った食事をご提案します。

医師は臓器や疾患別に高い専門性をもっていて、治療に多忙を極めているので、食べることについて細かい相談をするのには適していません。

低栄養やサルコペニア肥満を見逃さないためには、自分から栄養管理を求めることが大切です。

糖尿病を患っているGさん（六〇代、男性）は、血糖値の上昇に気をつけた食生活を送っていましたが、全体の食事量よりも食後の血糖値を上げないことを重視し過ぎて、食事のバランスが偏ってしまいました。主食（ごはん）の量を極端に減らしていたので、体重が大幅に減少し、栄養不良を起こしてしまったのです。

Gさんのような人も大変多く見られます。とくに複数の持病がある人は、それぞれの病気の栄養指導ではなく、全人的にどのような食事がふさわしいのか知る必要があり、それに応えることができる医療の専門職は管理栄養士です。

主治医や看護師に「栄養のことで管理栄養士に相談したいことがある」と告げて、つないでもらいましょう。

また、地域包括支援センターの職員、ケアマネジャーなどから、地域で活動している管理栄養士を紹介してもらうこともできます。

通院ができなくなった人をケアする訪問管理栄養士の存在は、まだあまり知られていないかもしれないですが、すでに活動しています。そして、必要なときにみなさんからケアを求めていただくことで、地域で活動する管理栄養士が増えていきます。病院という積極的治療をする場所ではなく、生活の場で、患者さん自身がもっている治癒力、生活力を引き出してくれる専門職のケアを受けることはとても有意義です。生活上の困っていることなども話せて、全人的な理解を得たうえでのケアが受けられます。管理栄養士は、看護・介護するご家族にも配慮し、支援します。

普段の食生活をありのまま、冷蔵庫の中身も見せて、自分にとって真に利益になるアドバイスをもらいましょう。

他人に冷蔵庫を開けられるのは決して愉快なことではないかもしれないけれど、正確で、ライブな個人情報がなければ、本当に効果があるサポートはできないのです。

管理栄養士は、患者さんに信頼してもらえるように努力すると思うので、患者さんも管理栄養士を信頼して、健康な食生活を取り戻していただくことを願います。

なお、管理栄養士は病院では一〇〇床当たりに一人以上を配置することが望ましいとされているほか、お住いの地域医療の現場や保健所、一部の地域包括支援センター、ドラッグストアなどで働いていて、多くの管理栄養士がもっとみなさんの食に身近な存在になりたいと願っています。

食支援のアンテナを張る

身近な医療資源を予防に役立てる

食事は日々の生活の中のことなので、住まいの近くで気軽に相談できる先を見つけておくと、便利で、安心です。主治医や歯科のほかにも、地域の専門職を知っているに越したことはありません。

医療や介護の専門職の多くは「なるべくなら重症化する前に支えたい」という気持ちと、ホスピタリティをもっています。ぜひ、地域の専門職と知り合う機会をつくってください。

健やかに食べ続けていくために必要な、地域の医療・介護資源や情報をキャッチし、取捨選択するアンテナの感度を高めておくこともセルフケアのひとつです。

中高年や、今はケアを必要としていない元気な高齢者も、地域のケアの資源を知っておくと、将来の介護や在宅療養などの備えになります。

災害時の避難所を事前に確認しておくのと同様、地域の医療・介護資源を事前に知っておきましょう。


医師はもとより、ベテランナースやケアマネジャーなど医療・介護の専門職は、地域で、「介護予防」などについて話したり、勉強会を開いたりしています。機会を見つけて、聞きに行ってみましょう。

一般向けに開催されている「介護予防教室」などでは、先にセルフケア法として紹介した「あいうべ体操」など、健康づくりや食べる機能低下を予防する手軽な方法など、すぐに活かせる情報が得られます。

先に紹介した「クロックポジション」のようなことや、食事介助、排せつケアなどについてはとくに看護師や、介護職が詳しいのです。食べることを支える重要性が増しているので、必ず食についても何らかのアドバイスがあるはずです。

最後には質問タイムがあると思うので、悩みや疑問に答えてもらうこともできます。

従来、「病院で病気を治す」ことを軸に発展してきた医療（キュア）は、高齢者を対象とした「生活を支えるケア」については発展途上の段階です。低栄養や認知症を筆頭に、まだ分からないことも多いため、研究や治験が進められていて、新しい情報が次々と出ています。そうした新しいケア法や、食支援の情報を耳に入れておくと、すぐに必要ではなくても、いざというときに思い出せます。

ケアを受けられると知らずに、食べられなくて困ったまま、食をあきらめることはなくなるでしょう。身近な誰かが困っていたら、「食支援があるよ」と教えてあげてください。

そのように情報を自分に関係があることとして受け止め、必要に応じて生活に取り入れられる人は、自分の健康を自分で守ることができる人です。ピンピンコロリに近い人だともいえるでしょう。

医療や介護とつながるのは重症化してからという現状は、改めていく必要があります。ぜひ地域の医療・介護資源を活用していきましょう。

「介護予防教室」などの開催情報は、自治体が発行している広報紙や自治体のウェブサイトなどに掲載されています。

なお、日本では病院を終の住処とする人が多い時代が長く続きましたが、今後は地域の医療・介護資源を使いながら、住み慣れた在宅（施設も含めた生活の場）で最期まで暮らしていく体制に変化していくでしょう。

今はまだ人生の最終段階について考える段ではなくても、そのときをどのように過ごしたいかは考えておくといいでしょう。その一環で、今後は在宅療養、在宅看取りについて知っておくことも大切だと思います。

このような医療や介護の仕組みの変化も、地域の医療や介護の専門職と話す機会が多いほど、最新の、身近な情報を得やすいでしょう。

「食支援」に参加するとおトク

また「食支援」は専門職だけでなく、地域社会に広げ一般の人の関心を高めていくことが重要です。人々の関心が集まれば、高齢者の食を見守る目を増やすことができます。

地域の食支援の主役は、地域で生活しているみなさんです。みなさんが生活の中で身につけた「食べて、生きるヒント」を話せる場に行き、情報交換を。きっと誰かの役に立ちます。

また、ほかにも食べることで困っている人の支えになる、誰にでもできることがあります。声がけ、おすそ分け、おつかい、お茶の誘い、コミュニティでの会食。そういった小さな支えが、食べる喜びと、いのちをつなげていく、大切な食支援です。

不思議と「私の得意料理は、隣人の得意料理ではない」もの。ですから、おすそ分けや持ち寄り会食は食べる喜びを高め合う機会になります。

小さな支えを実践する人が増え、見守る人が増えれば、未来はきっと変わります。低栄養でいのちを縮める人、食べる喜びをあきらめる人を減らすことができます！

地域の食支援を探し、意識的に関わってみると、自分自身の介護や老後に役立つことがたくさん学べますから、「情けは人のためならず」です。

この頃は、集い場づくりや地域カフェ活動が盛んですから、そういった催しに参加してみることから始めてみるのはいかがでしょうか。

暮らしの保健室の給食会や、イベントなどにも地域の、一般の、多世代のボランティアが多数参加されていて、いきいき活動しておられます。

活動そのものを楽しみ、医療や介護の専門職と知り合い、老いがもたらす心身の変化、ケア法などについて学ぶ、貴重な機会になっているのではないかと思います。私にとっても同じで、五年目を迎えた給食はかけがえのない活動になっています。

入院中に起こる「食べられない」

病気やケガで入院したとき、病院にいるのですから、体や心の健康については安心だと思う方が多いかもしれません。

しかし、患者さんがご高齢な場合、いのちを救うための治療を最優先することや、入院という非日常生活をすること自体が、心身の健康に悪影響を与え、入院前の生活習慣を失うきっかけになってしまうことがあります。

病気の炎症や、治療による体への負担などで栄養を消耗し、急速に栄養障がいを招く危険も見逃せません。

また、普段の生活の場から離れることによるショックやストレスが大きく、いつも通りの自分でいることがむずかしくなります。

これはどんな年代の人でも、たとえいのちに関わる心配はない軽いケガの場合も同じで、とくに高齢者の場合は不安や混乱が大きく、病気と治療によって体にダメージを受け（侵襲《しんしゅう》）、安静にしていることで、筋肉や内臓の機能が低下すること（廃用《はいよう》）が多いのです。

病気やケガの治療が予定通り進んでも、以前のようには「食べられない」「歩けない」「認知できない」といった健康被害が急激に起こることがあります。

入院する時点で、栄養不良や高齢者特有の虚弱、筋肉量の減少や筋力低下、入院理由以外の持病などがあると、治療効果が出にくく、回復までに時間がかかるということもあります。

そして、今は緊急性のある治療が終われば退院しなければならないと定められているので、急性期病院に入院していられる期間はどんどん短くなっています。急性期で回復しない患者さんは転室または転院することになり、再び環境が変わることの影響も心配されます。

つまり、高齢になると「急性期の病気やケガの治療」が生活にもたらす影響が大きいので、退院後、普段の生活に戻るまで、非常事態として、食べられなくならないように、絶え間のないケアが必須です。

入院している高齢者に起こりやすい「食べられない」は多様です。病気やケガによっても、また、病気やケガがどのような段階にあるかによっても、違う「食べられない」が起こり、個人差も大きいのです。

ただし、病床が二〇床以上あり、ある程度の入院を受け入れることができる病院では、「食べられない」ことを問題視し、ケアをする体制が整ってきています。

食の問題がある患者さんには病気やケガの治療チームと連携している栄養サポートチーム（NST）などが関わり、治療の一部として栄養管理をして、入院前の食生活に戻れるよう、患者さん一人ひとりに合わせたチームケアを提供する病院が増えました。

しかし、治療のために長期の「絶食」や、著しく食欲不振な時期があると、高齢者はその間に食べる機能が低下してしまい、退院までに回復しない場合があるのです。

そのまま、口から食べることができない人として扱われ、栄養をとることだけを考えて、経管栄養（鼻から胃にチューブを入れたり、胃ろう・腸ろうなどをつくって直接栄養を入れること）を施すことが提案され、再び口から食べるためのケアを受けられない場合もないとはいえません。

「食べる機能の評価は定かでないが、誤嚥する可能性があるから口から食べることは禁止」「ご家族は仕事が忙しく、介護力が高くないから胃ろうにして退院」など、医療の中では食べることや、食べる喜びを二の次に考えることがあります。

この「食べられない」は、もしかしたら食べられるかもしれないのに、食べさせてもらえない状態である可能性があります。それが患者さんやご家族の意思に反するなら、再び口から食べることに共に挑んでくれる医療者、介護職を見つけなければなりません。

また、病気の回復期にリハビリテーションが始まると、痩せてしまう患者さんがいます。十分に食べられないうえ、体を動かすので、栄養が足りなくなるのです。

元気になるためのリハビリで、栄養が悪化しては本末転倒ですが、栄養管理を行う専門職とリハビリを行う専門職の連携がわるかったりすると、患者さんが提供された食事を食べていてもリハビリで使うエネルギーが不足したり、筋肉が増えるためのエネルギーが足りなかったり、ということが起こります。

こうした医療のせいで起こる「食べられない」はあってはならないことなので、心ある医療者は食べることを軽視してきた風潮を改めようと努力しています。

とくに日本は世界に先駆けて超高齢少子社会*となって、今、医療や介護の現場では

＊超高齢少子社会　世界保健機関（ＷＨＯ）や国連の定義では、総人口のうち六五歳以上の高齢者が占める割合である「高齢化率」が七％を超えた社会は「高齢化社会」、一四％を超えた社会は「高齢社会」、二一％を超えた社会は「超高齢社会」とされています。日本は一九七〇年に高齢化社会になり、一九九四年に高齢社会になり、二〇〇七年に高齢化率が二一・五％となって、超高齢社会に入りました。

高齢者のケアが重大なテーマとなり、中でも「口から食べること」「栄養」の大切さを見直す機運があります。延命だけでなく、患者さんの生活の質（QOL）を重んじる医療に転換が進んでいるのです。

それでもまだ、不本意に食べることをあきらめる患者さんはゼロではありません。ですからその現実を、医療を選ぶ患者さんやご家族が知っておき、医療に適切なケアを求める賢い患者になっていただくことを願います。

高齢になるほど、一旦問題が起こると、回復に時間がかかり、若い人のように元に戻る「V字回復」は望みにくくなります。さらなる健康被害を招く危険があるのです。入院前、家庭では家族と同じ食事を食べ、歩いて外来に通院していた人が、数週間の入院でも、退院するときには食べやすいように調整した食事でないと食べられず、車椅子で帰って行く。残念ながら、決してめずらしくはない現実を理解し、そのようなことが起きないように、次項のようなケアを医療に求めてください。

そして、やむを得ず生活に支障がある状態で退院する場合の備えについても、知っておきましょう。

自分や家族にとって適切な医療や介護を受けるためには、ある程度の知識をもち、人生の中で起こった病気や症状と向き合わなくてはなりません。

困っていることについて、自らなるべく具体的な声をあげたほうが、医療や介護の専門性や、マンパワーを活かせます。最初に話すのは、身近な医療・介護関係者など、誰でもいいので、必要な専門性をもっている人につないでもらいましょう。

ある慢性期の病院に入院していた認知症の症状のある患者さんが、高齢者施設への入所を勧められました。受け入れの条件は胃ろうであることでした。入院前は普通に食事をしていたものの、病院の食事を好まず、食欲不振となって、食べる機能が低下。食べられる食形態はペースト食で、食事介助が必要と判断されていたのです。

しかし、患者さんの夫人は納得しませんでした。

「胃ろうにはしたくない。家に連れて帰りたいから、口から食べさせたい」

強く希望された結果、看護小規模多機能型居宅介護サービス「坂町ミモザの家」のショートステイを利用し、食べるリハビリをすることになりました。

看護師と私が連携して食べる機能や、口から食べやすい食べ物を見直したところ、認知機能が低下しているため、食べ方が分からなくなっていたものの、嚥下機能には問題はないことが分かり、安全に口から食べることができました。

好物だと聞いて梅干しや甘味噌を添えてお粥を出したところ、ご主人は喜んで一膳完食されたのです。

久しぶりにご主人が食事をする姿を見た夫人は涙し、「今日だけは泣かせてください」とおっしゃいました。

「食べる力」をどう引き出すか。専門職が連携してケアに当たる意味を再確認させてもらいましたが、最も大きな力となり、患者さんの勇気となるのは、本人とご家族の「食べたい」「食べさせたい」という思いだと感じました。

入院中に受ける食のケア

1　栄養管理プラス「食べる」ケアを受ける

前項でも指摘した通り、入院や治療によって生活機能が低下してしまう可能性があります。そのことを医療者も理解していて、高齢の方にはとくに、退院後の生活の質を下げないように配慮して治療を行うというコンセンサスができつつありますが、患者さんやご家族が希望する「いのちを救う」ことを最優先とし、生活機能の低下を招く場合があるのです。

そのリスクを下げる手段のひとつとして、栄養状態の維持・改善がより重要視されるようになりました。入院の際には必ず栄養状態をチェックすることが診療報酬上も必須になったのです。つまり、ご高齢の方に限らず、入院中のすべての患者さんは治療の一環で「食べること」のケアを受ける権利があります。

でも、病院だけに任せるのではなく、患者さんご自身や、ご家族も、治療の間に「食べる」機能が弱らないように、意識していましょう。

栄養障がいに加え、食欲低下や摂食嚥下障がいなど、食べる力を弱める危険を見逃さないことが大切です。

「こんなに長い間、絶食で大丈夫だろうか」「体重が低下したけれど、栄養は十分だろうか」「ぼんやりしていることが増えて、食事量も減ったのではないか」「頑張って食べても食事を残してしまうが、何か手が打てないだろうか」「口腔ケアがおろそかになっていないか」

もしも不安や疑問が浮かんだら、すぐ、病棟の看護師など話しやすい医療者に相談し、対応してもらいましょう。

「治ってきたら食べられるようになる」という話はNG。「治すために入院時から食べるを考える」です。病気を治し、生活に戻るための栄養管理によって、できるだけ食べる機能を保つのです。

2　要望を正直に伝える

たとえば病院の食事が食べられないとき、それを看護師や管理栄養士に相談し、個別対応を求めることを「たくさん入院患者がいるのに、自分だけわがままをいうのはよくない」と思う患者さんが多いです。しかし、治療の一環で提供されている食事が「食べられない」ことを解決するのは、わがままではありません。どうぞ躊躇《ちゅうちょ》しないで、相談してください。

以前、こんなことがありました。

ある入院患者さんが食欲不振と嘔吐が続き、しばらく食べることができなかったとき、病棟の看護師から「梅干しがひとつあると、お粥が食べられそうだ」と栄養治療室に連絡が入りました。看護師も、何とか食べられる方法はないか、患者さんと向き合って、共に考えてくれていたのです。

とはいえ梅干しひとつでも、ほかの患者さんには出さない食べ物を届けることについて、栄養治療室のスタッフ間からも躊躇する意見が出ました。患者さん全員に出せる食材費はありません。必ずすべての要望に応えられるわけではないのです。

しかし、ようやく食べられるかもしれないという気持ちになっている患者さんがいる。私は小包装の梅干しをひとつ持って病室へ駆けました。

すると、同室の患者さんたちが「待っていたのよ、ありがとう」「私たちも経験してきたから、助けてほしい気持ちが分かるの」などといい、梅干しの到着を我がことのように喜び、苦しんでいる患者さんを励ましたのです。

そのことをきっかけに私たちスタッフは、食事治療を支える医療者としての使命感をより強くしました。

患者さん一人ひとりの「食べられない」を改善するためにはできることは何でもやる。改めてそんな覚悟をもたせてもらいました。

病院で感じたことは、出される食事を悩みなく食べられる患者さんは、早晩、治療を終えて退院されるが、そうではない患者さんには管理栄養士が中心になったチームで、全力で食べることを支える必要があるということでした。

数にすると、常時三、四％の患者さんが、集中的なケアが必要な状態だったと思います。つまりある時点だけを見れば、それほど多数ではありません。

必要なタイミングに、適切なケアを行えば、苦しい状態を脱することができるのです。また、ときにはその個別対応が患者さんにとって最期の食事になり、忘れられないひと口になることもありました。

ですから、栄養治療室は給食全体の質の底上げを図りながら、個別対応が必要な人のサポートに取り組んだのでした。管理栄養士も調理スタッフも、プロの工夫ができる。栄養治療室以外のスタッフも、力を貸してくれる。結果として患者さんやご家族、スタッフが笑顔になる変化を起こすことができると分かり、それこそ栄養以上に大事だと気づかされました。

そのような体制が機能していない医療機関でも、患者さんやご家族が求めれば、必ず前向きな対応をしてくれます。そうでなければならないと思います。

3　見通しを知っておく

栄養状態は刻々変化しますので、折々に現在の状況と、栄養ケアの経過、食べる工夫、家族の差し入れの可否、退院時の食事の目標などを、看護師か管理栄養士に聞いておきましょう。そうすれば安心して経過を見ていけます。

退院時の食事の目標を知っておきましょう。摂食嚥下障がいなどがあって「常食」以外の「軟菜食」「ソフト食」「ゼリー・ブレンダー食」などが提供されている場合に、「軟菜食以上に回復してから退院、退院後も摂食嚥下訓練を続ける」といった目処を聞いておくことです。

必要によっては家庭で嚥下調整食を食べる準備もしていきましょう。

嚥下調整食とは、食べやすいよう加工した食事のことで、ドラッグストアやスーパーの介護用品売り場などで、温めるだけで食べられる食品が買えるほか、家庭でもつくれます。

家族と同じメニューを食べやすくアレンジする方法や、既製品の中でどのような食品を選ぶのが適当かといった相談には、病院の管理栄養士や、最近増えているドラッグストアの栄養士が応じることができます。アレンジ料理が掲載された専用のレシピ本も多数出版されていますし、インターネット上にも情報があります。

摂食嚥下障がいのケアや、在宅療養をしている人の栄養ケアに詳しい専門職、介護食品メーカーが発信している情報が参考になります（先に、一二七ページで紹介している嚥下調整食・介護食の食形態検索サイト「食べるを支える」も）。

拙著『がん専任栄養士が患者さんの声を聞いてつくった73の食事レシピ』（医学書院）にも、嚥下困難な方が食べやすいレシピを二八品紹介しています。また、嚙めない、口が開かない、食欲がない、吐き気がある、味覚が変わってしまった、口内炎、抑うつ、体力低下、下痢、口の渇きなど問題別にレシピを選ぶこともでき、がんではなく、別の病気やケガで症状がある方の参考にもしていただけます。

ところで、こうした介護食の中でペースト状の食事を見たことがありますか？ 咀嚼や嚥下がむずかしかったり、口の中に傷や潰瘍があるときなどに食べやすいように、加工した食事です。

食べたことがない人は、一見すると〝どろどろ〟で、何の食べ物か分からないし、おいしくなさそうと思うでしょうが、そんなことはありません。

ペースト食は、食べ物をただミキサーにかけているのではなく、ペースト状にするのにふさわしい食材を選び、手間をかけます。水ではなく、料理に合った出汁やスープを別にとり、加えてのばすのです。

つまり、常食より手間がかかり、味に深みもでて、おいしくしてあるのです。常食が食べられない状態から、なるべく回復してほしい。そのために食べ続けてほしい。調理する人の願いがこもった思いやりの食事で、その時点でのベストの食事です。

一方、一部の病院や施設で常食が食べづらい人に提案される刻み食は、かえって食べにくいことがあります。食形態を変えても「食べられない」ときは、再度見直し、工夫してもらいましょう。

4 退院後の地域医療と支援を整える

一度、入院を経験した高齢の患者さんが、入退院を繰り返し、そのたびに体力を落としてしまうことが多く見られます。

一度目の入院は「人生のメンテナンスのための寄り道」です。

二度、三度と入院しないために、退院後、なるべく早い時期に体力を回復しなければなりません。

そのために患者さんとご家族の回復していく力を引き出してくれるサポートを受けてください。

退院後は、病院で受けていた栄養ケアや、口腔ケアなど食べる機能のケアが途切れることによって栄養状態や体調が悪化し、病院に逆戻りということを防ぎましょう。

退院前に行われる「退院支援」は、地域の医療・介護の専門職の支援を在宅で受ける体制を整えることが重要な課題です。病院から地域医療への橋渡しが必要で、最近は入院直後から体制づくりが始まることも増えています。

それぞれの専門職が、患者さんとご家族がどのような生活を望むかを聞いて、体制を検討します。誰に何を相談できるかを確かめておくと安心です。

胃ろうや経鼻栄養を勧められたら?

口から食事がとれないときに、栄養をとる手段として経管栄養（現在、多くは「胃ろう」、または、鼻から胃まで管を通す「経鼻法」）を勧められる場合があります。

これらは口から食べるのと同様に、腸をはたらかせる「経腸栄養」なので、腸の周囲で発達している免疫機能が低下するのを防ぐことができます。

食べられないままでは弱ってしまうので、経腸栄養で栄養をとりながら、起きて食事をとる体力や意欲、食べる機能の回復をめざし、再び口から食べることができるようにケアを受けることができる手段です。

とくに胃ろうは、経鼻法と比べて、つけている患者さんにとって違和感が少なく、負担の少ない方法なのですが、昨今、「胃ろうにしたらもう口から食べられなくなる」

といった誤解があって、患者さんやご家族から不人気だと聞きます。胃ろうバッシングともとれる報道もあり、自ら経鼻法を望む人が増えたとも聞いています。

一方、胃ろうによって誤嚥性肺炎のリスクがなくなるというのも誤解で、胃ろうにしても吐き気や嘔吐、胃からの逆流、誤嚥性肺炎のリスクがあることは、口から食べる場合と同じです。

経管栄養を勧められたときは、メディアの情報はひとまず横に置いておき、主治医の説明をよく聞いてみましょう。

なぜ経管栄養が必要なのか、どの程度の期間を考えているのか。

なぜ胃ろう、または経鼻法、もしくは、別の手段「経静脈栄養（末梢静脈栄養と中心静脈栄養）」を勧めるのか。

自分または家族の食べる機能をどう見ているか。

再び口から食べるケアを受けられるのか、その目処はどうかなど、よく聞き、自分または家族の考えも伝えます。そのような話し合いのうえで十分に検討し、適した判断をしましょう。

なお、患者さんが何らかの理由で意思を表せない場合には、ご家族が判断を委ねられることがあります。

ご本人の医療に対する考え方や死生観などが分かっていると、それを尊重して家族は選びやすくなります。この頃はエンディングノートなどに表記して、家族にノートの存在を伝えておくなど工夫している方も増えてきました。

確かに、元気なうちに家族で話し合っておくと、ご家族が選択した際に倫理的ジレンマを感じることは少ないかもしれません。家族内で、治療方針について不一致が起こるといったトラブルも起きにくいでしょう。

しかし、いざというときに起こるあらゆる状況を分かって事前に準備することはできません。状況によって判断に悩み、どのような選択をしても倫理的ジレンマを感じる可能性はあります。親子や兄弟、親戚間で、考えが割れることも起こり得ます。

そのような場合には、医療者が患者さんの利益を中心に、ご家族の心にもなるべく負担がないよう、専門職として倫理的な説明と助言でサポートできます。

最期の「食べられない」は自然なこと

家族の「最期の食」を支えるとき

私が「暮らしの保健室」で給食をするようになって間もない頃、中年の男性が「親の食事のことで相談したい」といって見えました。

「父は肺がん末期と診断されていますが、最期まで化学療法を続けることを望み、体力を回復するために食べたいといっています。

しかし、食欲不振と味覚障がいのため食べられません。母はさまざまな工夫をこらして父の希望に応えようとしましたが、食べることができないまま数カ月が過ぎ、母も疲れ果て、食べさせることをあきらめました。

私も、材木を扱う仕事をして、立派な体格をしていた父が飢餓の人のように痩せ、好きだった食べることをあきらめるのが切なく、家族全員が沈み込んでしまっています。何かアイデアはないでしょうか」とおっしゃいます。

そこで、息子さんとゆっくり、いろんな話をしました。

食べてほしい期待が強く、目覚めてすぐ「さぁ、食べて」と食事が出されたり、量が多いと、食べる気がそがれること。

体を休めた後は食欲が出る。とはいえ、食べる口も準備体操が必要だから、口をすすいでもらうか、冷たい飲み物でも飲んでもらい、唾液を出して、口の中を潤し、コンディションをつくってからがいいこと。

ジャムを入れた紅茶や、チョコレートひとかけらでも、食べられたら喜び合うこと。

ご家族が食べる料理の具をとり除いたスープだけでも、同じ食事を楽しめた満足感があること。

食べる意欲を増すきっかけになるような、思い出の食事やお袋の味など、食の歴史を聞きながら「食べる」を楽しんでみること。

お話を聞いたのが春だったので、小さなお花見弁当を持って、外出してみること。

病気に立ち向かうための栄養のある食事と、その日の充実感、満足感を助ける食事は、必ずしも同じではないことがあり、どちらも大切なこと。

食事だけから栄養をとると考えず、栄養剤の利用も試してみること、等々。

状況をうかがいながら、会話の中で思いつくことを話すと、息子さんは熱心にノートをとっていたので、少し肩の力を抜いて、親子で話せる時間を大事にすることが何より大切ではないかとお伝えしました。せめて何か食べてもらいたいと思う家族の気持ちは分かりますが、患者さんの負担になることもあります。再び食べられなくても、お父様やお母様の食の物語を聞くだけで、ご両親の食生活の支えになると思いました。

ご家族がそのような見極めをするのはむずかしいかもしれません。私は、そのために側に専門職がいて、頑張り過ぎないようになだめることも必要なのだと再確認させてもらいました。

今、ご家族と共に「食べられない」で苦しんでいる方はどうぞ、ご家族だけで頑張らないでください。「食べること」の苦しみは、支えを求めていいことだと、忘れないで。管理栄養士など、医療や介護の専門職の存在を思い出していただきたいです。

人生の最終段階にある人の姿

ホスピス医を経て、在宅療養する人を支えるクリニックを開院し、二八〇〇名を看取ってきた医師・小澤竹俊先生（めぐみ在宅クリニック〈神奈川県横浜市〉院長）は、その著書『今日が人生最後の日だと思って生きなさい』（アスコム）の中で、

穏やかな死は、おおむね、次のような形で訪れます。まず、歩ける距離が少しずつ短くなり、ベッドや布団で過ごす時間が長くなります。

次に、食事量が減っていき、昼間でも寝ている時間のほうが長くなっていきます。赤ん坊が大きくなるのとは、反対の道筋をたどるわけです。

と臨終間近の様子を紹介しています。

また、約六〇〇名の方の自然な死を看取ってきた特別養護老人ホームの時田純先生（高齢者総合福祉施設潤生園〈神奈川県小田原市〉理事長）は次のように話しておられました。

「看取りのケアとは、いのちが尽きる瞬間の話ではありません。

平穏な日々の続きにある死への自然な経過を慎重に見守ること全体が看取りです。個人差は大きいですが、概ね五年間くらいの時間があるでしょう。

終末期に入ると、普段と異なる身体症状が繰り返し現れるようになり、さまざまな機能低下が起こり、体調の回復に時間がかかるようになります。

エネルギーの消費を最小限にして、呼吸を確保し、ご本人のもてる力、主に〝快〟を感じる力にはたらきかけを続けつつ、必要以上の介入をしないことが穏やかな臨終につながります。

とくに食事は、『食べたくない』というサインをしっかり受け止めて、栄養ケアからシフトチェンジし、食べたい物を、食べたいときに、食べたい分だけとし、負担にならないように気をつけます」

潤生園は「介護食」研究のパイオニアで、時田先生は「介護食」という言葉の生みの親です。施設を利用する高齢者が、重度認知症の方もすべて食事を経口摂取していることでも知られています。

私自身の経験は急性期病院での終末期ケアがほとんどなので、ここでは、あえて老衰による死を多く看取った専門家の言葉をご紹介しました。専門家の言葉からは、ごはんが食べられなくなるときは人生の終焉に向かうことが自然だと分かります。

現代は病院や施設、在宅でも人工的に栄養や水分を補給することが可能ですが、ある段階から、それは患者さんの負担になることが多い。体が栄養や水分を受けつけなくなるときがくるのです。そして、永遠のいのちをもつ人はいません。

こうした事実から、人生の最終段階について自分のことも考えてみる、あるいは家族の中で話しておくことが大切です。人工的な方法で栄養をとることを望むか、自然に任せたいかを考えておくのです。

「どのように食べるか」は、どのように生きるかと同様、どのように死ぬかにも関係します。一人ひとり、個々の人生観、死生観によります。

私自身も、最期に起こる「食べられない」について家族と話しておこうと思います。そして管理栄養士としては、人生最期の食事は、誰にとっても愛と癒しに満ちたものであることを願います。

憎まれっ子の苦肉の策

管理栄養士という仕事は、ときに憎まれ役にならなければならないことがあります。肥満や糖尿病、脂質異常症などと診断された患者さんたちは、栄養指導を自ら求めて相談室に来るのですが、その心理は「管理栄養士と話せば、検査値を改善する妙案が聞けるだろう」「できれば好物を食べながら、改善したい」という期待。

しかし食事内容を聞き取りながらエネルギーや栄養素の摂取量を積算していくと、大幅な過栄養が明らかになり、減塩や休肝日の話なども含め、「食事を制限することを強いられた」という印象を残す場合が多いのです。

患者さんの口からはため息がこぼれ、「あれも減らせ、これも減らせって……、管理栄養士などと話さなければよかった。うらめしや」と心の声が聞こえるようです。でも、そんなときこそ話をよく聞いていただきたい。患者さんに食事を制限するのではなく、必要なものを十分に食べてくださいと伝えています。過栄養の人にも「足りていない栄養素」があることが多いですから、我慢ばかりはさせません。

肥満や糖尿病、脂質異常症などの患者さんに共通しているのは「早食い」による糖質、たんぱく質、脂質などエネルギー源のとり過ぎです。一方、野菜や海藻類、きのこ、果物、乳製品を食べていないことも共通項。つまり、こうした食べ物に含まれるビタミンやミネラル、食物繊維が不足して、病気の発症や経過に大きく影響しているのです。ぜひ、野菜や海藻類、きのこも果物もたっぷり召し上がれ。乳製品を間食に。食事のバランスを改善することが大切です。

そこで、バランスよく食べやすいように、病院では特製ランチョンマットをつくり、主食・主菜・副菜の絵柄の上に、料理を並べれば、エネルギーのとり過ぎと、栄養不足を防ぐことができるようにしました。

今は、その発想で美濃焼きのお皿をつくり、暮らしの保健室の給食で利用しています。細かいこと、むずかしいことは考えなくても、このプレートの主食・主菜・副菜の仕切りの中に並の量を盛りつければ（野菜は大盛りもOK）、概ねバランスがいいということ。給食のときに盛りつけを見てもらい、適量を目で覚えていただいています。ワンプレート完食していただくと、十分満足できるボリュームだと分かっていただけます。

味噌汁の治療効果

味噌は日本古来の、伝統の味です。平安時代からすでに「味噌」という言葉を使い、食べていたとされる調味料。各地に、また、それぞれの家庭に醸造の技法が伝えられていて、親しんだ味噌の風味は何より懐かしさを感じさせてくれます。

食べることがむずかしい人にも、味噌汁の味、香り、色、そして言葉の響きは、心と体を休める助けになります。

大学病院で栄養ケアに携わっていたとき、口から食べることを望みながら、受けつけない体をもどかしく感じ、病状が悪化していくことに苦しんでいた患者さんが望んだのも味噌汁でした。患者さんは味噌汁だけでいのちを繋いでいると主治医にも言うほどでした。体調のいいときは「味噌汁を増やしてほしい」と希望も出ました。

そこで、ICUも含め、すべての病棟で下痢の症状がある患者さんに味噌汁を裏ごしした味噌スープを提供し、その効果を実証したデータをまとめて発表したところ、二〇一〇年、第三四回日本静脈経腸栄養学会議でその発表が賞をいただきました。

受賞の際に、「食品の機能性に目を向け、その可能性で医療に貢献した」という言葉をいただいたことが大きな喜び、励みになりました。

そこで、味噌の機能性には未だ明らかにされていない優れた効果がほかにもきっとあると考え、未来の医療に生かすため、さらに味噌とアミノ酸の研究を続けようとも考えましたが、管理栄養士の役割ではないと思い止まりました。

味噌の機能性については、醸造学、発酵学の研究者などにお任せし、管理栄養士は、日本古来の伝統食品を病院給食に利用して、治療効果が出せたことを誇りとし、必要とする患者さんすべてにおいしい味噌汁を提供することに専念しようと思い直したのです。

味噌汁の力を教えてくれた患者さんの笑顔を思い浮かべて、感謝を捧げます。

彼女のおかげで気づけた味噌汁の力を、医療に関わる人たちに伝え続けていきます。

きっかけ食

あるメニューを食べたことで、食欲不振が改善することがあり、病院では、私たち管理栄養士や調理スタッフはそんな料理を「きっかけ食」と呼んでいました。

七〇代の女性のHさんは、ご本人もご家族も退院を強く望んでおられたものの、痛みの治療が長引いて、栄養状態がわるく、認知機能やADLの低下もあって退院できないでいました。ベッドサイドへ訪問すると、娘さんが声を荒げ「食べないと連れて帰れないよ」と叱っていました。Hさんの健康を願うあまり募る苛立ち、焦りが見えました。

後日、私はHさんが小康を得ているときに再び訪ね、景色や天気の話をしながら、何か事態が好転するきっかけになることはないか、考えていました。

するとHさんは海の近くに住まいがあり、以前は岬でサザエやイカを販売していたことが分かったので、サザエ漁の解禁日に合わせて「サザエごはん」を提供することにしました。

サザエごはんは磯の香りにおいしさを感じるメニューです。食事に対する関心が薄れていたHさんも、海を思い出す香りに生気をよみがえらせ、その日を境に、食事がとれるようになったのでした。試行錯誤のメニューがHさんを喜ばせたことは、思いがけない効果ももたらしました。

「食事がとれるようになって、キーパーソンの娘さんの気持ちも落ち着いたみたい」

看護師からそう聞いて、「やった!」「よかった!」。管理栄養士や調理スタッフは患者さんひとりのための特別メニューの効果を喜び合いました。

患者さんと話していると、ときどき提供したいメニューがパッと思い浮かぶことがあり、そのひらめきが的中し、患者さんの食が進むと、このうえなくうれしいのです。患者さんに食べることを考える時間的余裕があるならば、私たちは共に考える感性をもち、プロとして挑もうと思っていました。ご家族にも少し安心してもらえたなら、なおうれしい。

ほかに、きっかけ食となった料理には「沢庵ごはん」「ふわふわお好み焼き」「手づくり肉まん」「フルーツサンド」などがありました。

食べられたことを喜び合ったときの患者さん、ご家族、看護師など、関わったみなの笑顔が、今も脳裏に焼きついています。

『がん専任栄養士が患者さんの声を聞いてつくった73の食事レシピ』のこと

入院中、食欲がなく、食べられない状態が続いてしまうと「食事を止めて、必要な栄養は点滴などで入れましょう」ということになる場合が少なくありません。患者さんも、食べたいのに食べられないので、半ば食べることに絶望し、食事の話をするのもイヤという状態になっていることがあります。

患者さんのベッドサイドへ行っても「何が食べたいか聞かれても、何も思いつかない。話したくない」などといわれ、どうしたらその辛さを理解し、解決できるか、お風呂の中や通勤途中なども、ずっと考え続けていました。

しかし、そんな患者さんと少しずつコミュニケーションをとっていく中で、それぞれの患者さんの悩みに応えるレシピが次々と生まれました。その五年間のエピソードとレシピを本にしたのが、『がん専任栄養士が患者さんの声を聞いてつくった73の食事レシピ』（医学書院）です。

その五年というのは、積極的ながん治療を行っている患者さんが多かったので、治療に耐える体力と、免疫力の低下を防ぐために、病院でできるさまざまな方法を使って栄養状態を改善することを心がけていました。

そして、たとえば重い味覚障がいがあっても、香りを楽しんでもらえる工夫をするなど、できることはたくさんあると分かったので、それを多くの人に伝えたかったのです。

食べたいのに、食べることをあきらめて亡くなる人が多い。そう気づいた以上、栄養士として患者さんが食べることに最後まで関わりたい気持ちが強くありました。

がんの患者さんの病状が変化し、栄養改善がむずかしいとされる時期（悪液質対応）や終末期も、たとえ患者さんとコミュニケーションがとれなくても、ご家族と患者さんの食の思い出をうかがうなどして、食べることの希望に応えることはできます。

そのことを知らなかった「五年前の自分が欲しかった本」を出せば、多くの病院や介護施設などで栄養管理に携わっている人の参考になるのではないか、そしてご自宅で療養する人やご家族にもぜひ使ってもらいたいと思いました。

一般的に、ご家族の間では食事の思い出が共有されているため、「食べることが好きだったのに食べられない」「好物が喉を通らなくなった」などが起こると、みなさん我がことのように苦しみ、ご自分も「食事が喉を通らない」など、食べることがつらくなる原因になってしまいます。

本に載せたエピソードやレシピのうち、いくつかでも食の問題解決につながるヒントになれば、私が出会った患者さんたちも、きっと喜んでくれると思いました。

本に登場する患者さん、七三名全員の顔が今も思い浮かびます。患者さんやご遺族が「私（家族）のこと話していいよ。困っている人の役に立ててください」と、情報を公開することを快諾してくださっていたので、本には具体的なエピソードを載せました。

私は、大事なものを託されたのだと思っています。食べたいのに、食べることをあきらめて亡くなる人がいなくなるまで。学生への講義や、講演などの機会にもエピソードを話し続けています。

5

「食べる」とあわせて守りたい「しゃべる」生活

「しゃべる」は生きること

元気なときは、「食べる」と同様に、「しゃべる」に困ることも考えにくく、予防や支援が必要なことだとイメージしにくいかもしれません。

しかし、病院や在宅療養の場でご高齢の方と接していると、食べることと、しゃべることは、どちらもその方の健康と、無関係ではないと感じます。

「しゃべる」というのは、周囲とのつながりをどう感じているかや、生活意欲、思いなどが表現される行為のひとつなので、高齢期の健康を考えるとき、「食べる」だけでなく、「しゃべる」にも気をつける必要があるとお伝えしたいのです。

食べること、しゃべること、どちらも「口」を使ってすること。このどちらかに問題が起きると、引きずられるようにもう一方も弱ってしまい、いのちを弱らせてしまう。最初にそう気づいたのは、病院で働いていた頃でした。

管理栄養士としては栄養ケアをする患者さんの「食べる」を守るためにあらゆる知恵と技術を駆使し、やれるだけのことをやります。

しかし、「しゃべる」を支えるケアは独学、自己流です。

患者さんの側にいても、言葉を交わすことがむずかしい方、ふり向こうともしない方もいます。それでも病気やその他のことをどのように感じているのか、いつか患者さん自身の言葉を聞こうと時間をかけていました。

「しゃべる口」が閉じてしまわないように、食べること以外の話や料理に対する文句でも、何でも、とにかく側にいる私と話していただけるように。

饒舌な方もいれば、寡黙な方もいるので、断るまでもなく発語の多い・少ないはあまり重要ではないのです。ただ、寄り添い、耳を傾けている者がいることを感じていてほしい。共に在ることで、いのちの力が強まることを願っていました。

「しゃべる」は、自分以外の人やものとのつながりがあって成り立つ行為です。「食べることは生きること」といういい方をすることがありますが、社会の中で生きる人間にとって「食べる」同様、「しゃべる」も生きることだと思います。

ところが、自分が意図してそうなるわけではないのに、誰ともしゃべらない生活が始まってしまうことがあります。

とくに高齢の方は、身の回りの出来事や体調の変化など、いくつかの原因が重なって、周囲とのつながりが薄れてしまいやすい。そして低栄養と同じように、心や脳のエネルギーが満たされなくなり、弱ってしまいます。

そのきっかけも、状態も多様で、個人差は大きいですが、私が病院や在宅療養の場で患者さんから学んだことの中には、多くの方の健康維持に役立ててもらえることがあるのではないかと感じています。

老いの苦しみ

暮らしの保健室などで会うご高齢の方などからは、還暦を過ぎた私も「まだまだ若い、若い」と、ひよっこ扱いされます。とはいえ、そんな風に若輩をからかって、元気いっぱいに見える方にも、ふとしたときに老いの苦しみを見ることがあります。

軽い尿漏れなど、今はよい製品があって、さほど気にせずに生活できるといっている人も、「トイレ付きのバスじゃないみたいだから、町内会の旅行に参加するのをやめた」としょんぼりしていました。

町会の婦人部を引退してから、お祭りなどの地域行事に出にくくなったという人もいます。

「出れば手伝いたくなるけれど、若い人の迷惑になってしまうでしょう。かといって、ただ見ているだけじゃつまらないし……」

そんな風に、外出して人に会い、しゃべる機会は減ってしまいます。

小さなきっかけが周囲とのつながりを途絶えさせ、生活が変わる一方で、日常の食事や排せつ、通院や買い物などが少しずつ不自由になる不安、自分の意のままにならないことが増える不安が募ってしまうようです。

見えない。聞こえない。新しいことが分からない。なんて情けない自分になってしまったのだろう。親しい人が、病院や施設に入所したり、亡くなったりして、もう会えない。明日は我が身よ。

よくうかがう不安です。自分自身に対する不満、苛立ちも感じます。自分にも、他人にも優しくなれない。ときには他者に対して攻撃的になったり、恨むような気持ちが抑えられない。そんなときもあるようです。

これら一つひとつの状態や不安もその方にとっては深刻な変化ですが、こうしたことが立て続けに、複合的にあり、どうしようもない理不尽さがあること、その全体が老いの苦しみだと受け取っています。

病院や在宅療養の場で働いていると、こういった老いの苦しみを身近に知る機会が一般の方より少し多いかもしれません。

理不尽な苦しみという点では、年齢に関わらず病気のある方、障がいのある方も、同様の苦しみを抱えておられる場合があります。また、ご家族も同様の苦しみを感じておられることが少なくありません。

その苦しみの原因を言葉にするとすれば「喪失」です。

健康や、機能の喪失があり、自分らしい社会生活の喪失や、伴侶や身近な人、可愛がっていたペットの死など関係性の喪失もあります。

ご高齢の方や、病気によって終末期にある方などには、いくつもの喪失や、喪失の不安が、同時にあることが多いのです。

私自身にも同様の喪失体験はいくつかあり、親身に思うことはできますが、当事者の方それぞれの苦しみは計り知れません。

管理栄養士としてもっとも関わることが多い「食べられない」という苦しみでさえも、理解しようと努めても、易々と分かるとはいえないものです。

しかし、理不尽な苦しみを一人で抱え続けていると、苦しみや不安を「しゃべる口」すらも徐々に閉ざされ、孤独に陥ってしまいます。

喪失に寄り添う

日常生活で不自由なことが増えたとき、たとえ温かいケアの手が差し伸べられても、自分のやり方やタイミングでできない苦痛、望み通りにならない苦痛が伴うことがあります。

食事や排せつなどに関することはとくに自分で、自由にしたいと思われることが多いようです。また、さまざまな理由からご家族に迷惑をかけたくないと考えるご高齢の方がたくさんおられます。

医療や介護に携わる人や、周囲の人が「ああかな」「こうかな」と考えて手を差し伸べても、老いの苦しみを抱えている人からは、ケアの手が拒まれることも少なくありません。

その理由は計り知れないけれど、不安が強く、怖くて、何とか身を守ろうとする自然な反応のようにも思います。私も、側にいさせてもらうだけでも、大変なことなのだと感じた経験が何度もあります。

しかし「安心していただくにはもっと時間が必要」などと思っていると、何がどう幸いしたのか、ふと子どもの頃に食べておいしかった料理について語られ、食べたい物を一緒に考えることができるようになったりもします。

理不尽な苦しみの中にありながら、自ら再び人生を楽しむことを見つけた方に、病院ではたくさん出会いました。ユーモアや愛する心を思い出し、私たち医療スタッフと冗談をいったり、病室の窓から見える景色の美しさを伝えてくれたり。苦しみは解消されなくても、何かのきっかけで「しゃべる口」を取り戻されて、変わります。生きる力も、再起のスイッチも、患者さんの中にあるのです。

周りができることは、ほんのささいなきっかけを共につくることなのかもしれません。数多くのケアに携わらせていただいても、分からなさと向き合っています。

ただし、喪失の苦しみを感じている人を孤独にはしたくない。無関心と無理解は苦しみを増長し、生きる力を奪ってしまうと思うからです。それで想像力を駆使して、ほんの少しおせっかい。その人のタイミングで「しゃべる」が始まるのを、聞く姿勢で待っています。側で、見ています。小さな変化がきっかけになるので、見逃せない。それしかできない。

でも、一人ではないことを感じてもらえたら、またきっと会え、話せる。傍で希望をつないでいく人が必要です。

あるとき、食道がんの手術から数年後、さらに咽頭がんの手術を受けて入院中のIさんのベッドサイドへ行くと、枕元に「薄焼きせんべい」のパックが置いてあり、いくつか食べた様子があったので驚きました。

Iさんの食事は、術後の傷や嚥下に配慮して主食は五分粥、おかずはペースト食のはず。しかし、食事量が増えず、栄養障がいが懸念されたので、看護師と相談し、私がベッドサイドを訪問して、話を聞くことになった経緯がありました。

「おせんべい、食べられましたか？」と尋ねると、Iさん曰く「歯があるから、噛めるんだよ」。病気と治療によって嚥下や味覚、嗅覚、発声の障がいに加え、食欲不振に苦しむ中、Iさん自身が「歯ごたえ」という楽しみを思い出し、実践していると分かってハッとしました。

今だ！ 早速、次の食事にキュウリの薄切りを出したところ、「うまかったよ。久しぶりに生の物を食べた」とにっこり。

翌日、スイカを出すと、表情が明るくなりました。

「シャリシャリして、うまいねぇ」。以前とは違う、目と目を合わせたコミュニケーション。Iさんの瞳に、生きる力が輝いていました。

とはいえ食欲が高まっても、急に食事量が増えるわけではないので、ここからが管理栄養士の知恵の使いどころ。食べられそうな物を共に考えることを提案し、ゆっくりお話しする機会が増えました。

お豆腐は苦手だけれど、卵豆腐はＯＫ。魚は嚥下しにくく、とろみのあるクリームソースも苦手。しかし、ほぐし身のゼリー寄せは「こんなの食べたことない。高級料理みたい」。

Ｉさんに残された食べる機能は、視覚、食感、そして記憶です。

それらの感覚が満足し、生きる力になるような食事を提供し続けよう。

Ｉさんの言葉から数々の料理が生まれ、幸い食事量が徐々に増えていきました。そして後に、「退院後も、入院していたときの経験を活かして何とか食べています」と、うれしい便りをいただきました。

人って、すごい。食って、すごいと感じさせられた、忘れられない思い出のひとつです。

社会的フレイルと精神的フレイル

老いの苦しみとその影響については、高齢者の健康と生活を支えるケアの現場では「社会的フレイル」と「精神的フレイル」という概念でとらえます。

社会的フレイルとは活動の場や役割の喪失で、社会とのつながりが薄れることです。人生の節目となる仕事のリタイアなど、さまざまな役割からの引退、関係性の喪失をきっかけに、外に出る機会が減り、馴染みの場所、馴染みの人が徐々に少なくなり、生活や人間関係が先細って、生活に対する意欲が減退していくことです。

家族と共に暮らしている人でも、家庭内でも孤立し、社会的フレイルに陥ることはあります。

精神的フレイルは、社会的フレイルによって健康的に、充実した生活をしようとする意欲が薄れてしまうこと。活動すること、食べること、装うこと、健康面のセルフケアをすることなどが億劫になり、怠惰になります。

口腔ケアがおろそかになることから始まるオーラルフレイルも、このフレイルの中の一部です。

いずれも孤立を招きやすく、「食べる」と「しゃべる」が弱ってしまいやすい状態ですが、そのような状態にある高齢者自身が、誰かに助けを求めるのはむずかしく、また、たとえば本人ではなく、介護をしている家族も、積極的に支援を求めようという発想がもちにくいかもしれません。

小さなきっかけから何となく始まり、何となく弱ってしまうので、それが問題だと認識されにくいのです。

また、高齢者もいろいろで、元来、社交的ではない、孤高の人もいて、社会とのつながりが薄いことだけが問題なのではありません。家族にしても、たとえ徐々に問題に思えてきても、「歳だし、病気やケガとも違うし……」と、ケアを受けることを逡巡してしまいがちです。

しかし、読者のみなさんに覚えておいていただきたいのは、身体的フレイルの項でも述べた通り、フレイルは「予防や回復が可能な状態」も含まれていて、ケアの対象として考えられているということです。

フレイル・ドミノを防ぐ

七五歳頃を境に、二章で低栄養と関係が大きいと紹介した「身体的フレイル」と共に、「社会的フレイル」と「精神的フレイル」を加えた三つのフレイルが影響し、徐々に生活機能が低下する人が多いことが分かっています。

三つのフレイルは悪影響を与え合いますが、高齢者一人ひとり、状態や生活、環境が異なるので、どのフレイルから始まり、どのような連鎖を起こすかも違ってきます。そこで、三つのフレイルすべてを防ぐこと、重症化させないことが、高齢者が健康で、自立した生活を続ける鍵になると考えられています。

とくに社会とのつながりを失うことが負の連鎖の入り口となることが多く、次のように進むことが懸念されています。

社会とのつながりの喪失
↓
生活範囲が偏狭になる
↓
意欲の低下、不安、抑うつ
↓
歯や口のトラブル、食べる機能の低下
↓
低栄養
↓
全身症状の悪化

出典　東京大学高齢社会総合研究機構　飯島勝矢、フレイル予防ハンドブックから引用改変

この連鎖を、東京大学高齢社会総合研究機構教授の飯島勝矢先生は「フレイル・ドミノ」と呼び、高齢者だけでなく、これから高齢期に入っていく人も、若い人も予防の重要性を理解する必要があると呼びかけています。

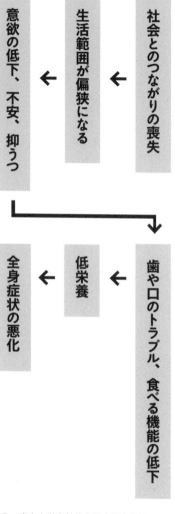

すでに超高齢少子社会になった日本では、早急に国民全体でシェアする必要がある概念です。そして、日本に勝るスピードで少子・高齢化が進んでいる韓国など、同じ課題をもつ諸外国においてもシェアされ、社会保障制度の見直しなどに活かされるべき警鐘だと思います。

日本ではすでに、管理栄養士をはじめ、ご高齢の方の医療や介護に携わる専門職の多くが三つのフレイルに危機感をもって患者さんを診ています。

とくに、先にも述べた通り低栄養によって全身症状の悪化が進むと、回復がむずかしいので、それ以前に連鎖を止めようと、みなさんがお住いの地域でも「介護予防教室」などでは「フレイル予防」がテーマになっているでしょう。

一般の、元気な高齢者が中心となって、予防プログラムを広める地域の仕組みづくりも全国で始まっているので、そのようなイベントに参加すると、楽しく予防に取り組めるのではないでしょうか。

そのような場には医療や介護の専門職もいますから、つかまえて健康上の悩みを話すと、「しゃべらない」も防げ、タダでアドバイスがもらえて一石二鳥。いえ、これから病院を飛び出し、地域に出て活躍していく管理栄養士や薬剤師、歯科衛生士などのコミュニケーションスキルを高める機会にもなって、三方よしかもしれません。

中高年の方も、地域の仕組みづくりに関わると、自らの介護や老後、地域の見守りに備える学びがあるはずです。

ある日、暮らしの保健室の給食に、ご主人が車椅子を押して奥さんを連れて見えました。

その七〇代の女性Jさんは、背を丸め、周囲に対して関心を示しませんでした。

食事について声をかけると「自分は病気の塊だから、何もできない。むくんでいるから水分と塩分をとってはいけない」。小さな声で答えてくれました。

食べる楽しみ、生きる喜びを忘れてしまったようです。「生きるためにわずかに食べている」とのことで、「しゃべる口」はほとんど閉ざされていました。

支えて体重を測ると、むくみがあるというのに、とても軽い。

たまたま来ていたご近所だという人が「生きておられたのねぇ」と驚きの表情を見せ、後ほど、

「Jさんは数年前までは地区の役員もして、元気な人だったのに、突然、姿を見なくなったから……」

と話してくれました。

しかしその日から、何が気に入っていただけたのか、Jさんは必ず木曜日の給食に来てくださるようになりました。生野菜だけは火を通して出しましたが、そのほかはすべてみなと同じ献立を一人前召し上がりました。

すると、約半年を経て、ボランティア全員が驚くほど健康状態が改善したのです。回復に伴って、お化粧や、アクセサリーで装う気持ちが出てきました。そして、素敵な帽子をかぶり、

「How are you?　私、ハワイから帰りましたの」

と冗談でみなを笑わせてくれるまでになりました。

同行のご主人もうれしそう。きれいで、明るい奥さんが自慢です。

やがて再び地域活動にも意欲が出て、私に「地域で栄養について話してほしい」と依頼されました。しばらくして持病が悪化し、急逝されてしまいましたが、その前にいきいき過ごされた時間があってよかったと思います。

センスのいい冗談を、品よくおっしゃる。Jさんらしさが、私やボランティアの記憶に残りました。ベランダで育てたというトマトや青じそを、小さな花々と一緒に花束にして持参する姿はかわいい乙女のようでした。

親切や善意が封じる「しゃべる口」

身近な高齢の方にフレイルの兆しが見えたとき、予防や重症化予防のために、周囲がよかれと思ってとる行為が、「食べる」と「しゃべる」を弱らせることもあります。

さまざまな機能が低下し、弱った人とみなし、世話する側の都合で何かとお世話をするのは真のケアではありません。

しかし高齢者の意思を聞かず、意欲を封じていることに気づかず、ケアを押しつけてしまうことがあるのです。

押しつけないまでも、先手、先手で助けの手を出そうと身構えていられることも、「管理」や「支配」に似て、ケアを受ける側にしたら窮屈なことでしょう。

困っているかもしれない。けれど、困っていないかもしれない。

私たちが困っていると思うことと、高齢の方が不自由に感じているポイントは違うかもしれない。考えていても、分かりません。自分の「聞く耳」を閉じないで、ご高齢の方の「しゃべる口」が開くように配慮したいと思っています。声をかけたときの、高齢者のうなずきや返答にしっかりと向き合いたいと思います。

実際に、ヘルパーが調理をするようになって、料理する機会が減り、腕がなまったと嘆いていたご高齢の方がいました。確かに料理は、毎日していないと段取りがわるくなり、味が決まらなくなるのです。できることは時間がかかっても、不自由な面があっても自分流で続けたいという意思が、介護のプランを立てる場面で見逃され、残念な支援になってしまったのかもしれません。

もしくは「包丁やガスコンロを使うのが危ない」といった憂慮があったのかもしれません。とはいえ、料理好きの方にとって、つくる楽しみの喪失は、食べる楽しみの喪失にも通じてしまいます。危険回避の策も検討されたうえで、何が優先事項か、ご本人の意思で選ばれたのならやむを得ない場合もあり、嘆きはご本人も納得ずくの愚痴です。

このケースでは「ご本人の料理に対する意欲は？」「本当に危険？」「福祉用具の調理器具やＩＨコンロの利用は？」「ヘルパーと一緒に料理するのは？」「見直しは？」など、さまざまな面から検討されているのか、その方の話だけでは分かりません。

けれど、さまざまな機能が低下し、弱っている人とみなされて、ケアに自立を奪われる危険はゼロではないのです。ケアをマネジメントする医療・介護職が「ケガをしたら」「低栄養になったら」自らが責任を問われないか、案じるあまり本人不在の残念なケアが行われることもあります。

ご本人にすれば不本意なケアを拒めない状態が続き、自ら健やかであろうとする自立を妨げられ続ければ、意気消沈して、やがて文句をいう気も失せてしまうかもしれない。それが心身を弱らせてしまったら、〝残念〟では済みません。ケアの本懐からも外れます。

加齢と共に起こる老化とその影響には個人差があり、受け止め方もさまざまです。「フレイルの兆し」と「フレイルの問題」の境界も曖昧、生活環境も異なるからこそ、ケアマネジメントは本人の意思をきちんと確認し、優先順位を見極めなくてはなりません。

ケアに携わる者は、高齢者がどのように暮らしたいのかを確かめ、意欲と機能のバランスを確かめながら、慎重に支えていくことが必要なのだと、襟を正さずにはおられないエピソードでした。フレイルは回復する可能性もあるので、高齢の方に現れたちょっとした成果を見過ごさないようにしたいと思います。

ケアの主体者はご本人（高齢者）で、本来ならケアに携わる者はその尊厳を守ることが原則です。

ご本人は、医療や介護の専門職に対して遠慮は無用。ご自分が望む支援を選べます。

そうはいわれても、専門職から提案されることが「最善の選択」と思うのが一般的で、ほかに選びようがないと思ってしまう。

そして、そう思う根底に信頼関係があることは、医療や介護を受けるうえで大切ではあるのですが、同時に、主体的であることを忘れないでいただきたいと願います。お住いの地域にある支援の仕組みをうまく使って、自分の暮らしを続けるという意味での自立を守っていきましょう。

さらに、ご家族やご近所に限らず、自分が所属する馴染みのコミュニティの中でも、伝えたいことがいい合える関係をつくっておけるといいのですが。「今はとても困っているの」「今は放っておいて」など、本当の気持ちが話せる環境と関係を、つくっていくことも大事です。

私自身も、自分のこととして、そう思います。それは問題が生じるずっと前から取り組む必要があり、容易《たやす》いことではないですが、支えが必要になるときは誰にもやってくるので、心がけておきたいと思います。

人が生きる力

シニアと呼ばれる世代になったとき、長い間、仕事や子育て、社会活動で役割を果たしてきたので、これからはのんびり「やりたいことだけをやる」「何もしないをする」などと、きっぱり隠居される方がいます。

しかし、多くの方は何となく役割を失い、何となくやりたいことも、することもない状態になってしまうのではないでしょうか。

私もそれほど理性的に、計画的に生きているわけではありません。意思があり、選んでいる面はあるにせよ、何かに運ばれるように役割を得たり、失ったりしてきました。目の前のことに一所懸命になっているうちに、次へ行く。これからもそれは変わらない気がするけれど、どうでしょう。

今はそれぞれの仕事で別に住んでいる夫と、定年後は一緒に暮らそうと話しているものの、そのとき、食べることを支える仕事をすっぱりやめるのか、やめられるのか。今の私には具体的に考えられません。

私たち夫婦の故郷、島根で暮らすのか？　その頃、私を必要としてくれる場が島根にあるのか？　分からないまま、ノープランです。

生老病死が身近な仕事に長く関わってきたので、体力・気力が今とは違うことは想像できます。ただし、自分のこととなると客観視はむずかしいものです。

そして教科書的には、健康づくりのため、シニアも役割をもち、社会参加をするのが望ましいと知ってはいます。一方で、人からいわれての役割づくりには無理がある。老けないための社会参加はいかがなものか、と思うところがあります。

とはいえ、これまで働く中で、役割があるために生きる力を出し、人と関わりを求め、輝いた患者さんに出会ってきました。

その人たちのことを忘れることは決してありません。だから、きっと折々に患者さんを思い出し、手本にして生きていくのではないかと思っています。

がんで入退院を繰り返していたある患者さんは、食欲不振が続いているとのことで、管理栄養士と直接話すことを希望し、私をベッドサイドに呼びました。

「わしはどうしてもやらんといけんことがある。生きとらんといけん」

その方の仕事は神社の宮司で、大切な遷宮を控え、それまでの数カ月、何としても生きていなくてはならないと強い思いをうかがいました。客観的に、食べられないのは食欲不振だけでなく、嚥下障がいの影響もあると見られましたが、強い思いで配膳された食事をできるだけ完食し、栄養剤も飲んでおられました。

面談をきっかけに、香りが食欲をそそり、飲み込みやすいメニューを提供して、思いを支えることになりました。周囲を動かさずにはおかない、気迫を感じたのです。

布団にうずくまり、自分の体を説得するかのように「遷宮の日まで何としても生きておりたい」といわれた低い声が耳に残っています。

別の患者さんは「あのね、先生。私、絶対に治らないとダメなの」といって栄養相談室に見えました。

「息子の応援に行きたい。息子のためのいのちかなぁ。だから、食べさせて。食べられる物を教えて」

患者さんの息子さんは、高校サッカーで活躍する優秀な選手でした。彼女にとって息子さんを支え続けることが病と向き合う勇気になっていました。

「これまで息子を支えるために大事にしてきた『食べること』が、がん告知を受けた今、自分を支える」と、食事療法を大事に考えておられました。

私は、島根県スポーツ栄養研究会を立ち上げ、アスリートの食事サポートをしていたこともあって、患者さんの語る息子さんへの食の気遣いに胸を打たれました。

「あのね、先生。食べさせて」

身を乗り出して、私の顔から視線をそらさず、繰り返しいわれました。

日常生活に復帰し、再び息子さんに食べさせるために、患者さんは食べました。私たちは患者さんの希望に添い、少量で、味が濃く、見た目にも食欲をそそるメニューを提案していきました。

一方、病院では通院でがんの化学療法を受ける在宅療養患者さんの栄養ケアも担当していました。治療前の採血データを把握し、栄養ケアや脱水の注意が必要な患者さんがいれば、お声がけするのです。

ある日のこと、患者さんから悩みが打ち明けられました。

「私のことはいいんです。家族も協力してくれるので、何とかやっていけます。けれど、受験勉強中の子どもに母親として何もできないのがつらい。毎晩、遅くまで頑張っているので、温かい夜食を出して声をかけてやりたい。でも、冷たい物や熱い物に触ることができないし、治療した夜は吐き気も強いのです。夜食をつくってやりたいのに……」

患者さんの悩みは、家族の食生活のことでした。もちろんそれに応えるのも、管理栄養士の重要な仕事です。電子レンジを利用して簡単につくれる、消化のよい料理をいくつかご紹介しました。

「温かいまま子どもに届けられますね」

話しているうちに表情が明るくなっていったのを、今もはっきり覚えています。自分にできることがあると感じた瞬間、慈愛に満ちた笑みを浮かべた、美しい母の姿でした。

いずれの患者さんも私に、役割を果たそうとし、人を支えようとすることが、自らが生きる力になると教えてくれました。

年齢や状況に関係なく、生きるとはそういうことだと気づかされ、自分の仕事にも誇りをもたせてもらったのです。そして、人の究極の願いがとてもシンプルであることに感動し、かえって私が癒されてきました。

おかげで、どんな状態にあっても、少しの支えがあれば最期まで、いきいき自分らしく生きることはできると信じることができます。

「食べる」「しゃべる」の大切さを伝えること、管理栄養士を育てることに、定年はないのかもしれません。

高齢になって暮らし方や働き方は変わるかもしれないけれど、今は不安ではありません。

そして社会も変化していきます。人口構造が変わったので、現実的にシニアの活躍が期待され、定年延長など仕組みができることによって、役割や社会とのつながりの喪失を防ぐ環境も整い、背中を支えてくれると思っています。

防ぎようのないことと、防げること

自分もまだ何かを分かっているとは思わないので、防ぎようのない喪失とその悲しみについて人を諭すようなことはできません。

母が急逝したとき、せっかく栄養士になって、いよいよこれから老いが母を苦しめることがないよう支えるはずだったのに、何もできないうちに死んでしまうなんて。同じような思いをもっていた姉と共に、悲嘆に暮れました。

私の場合は家族や友人、仕事に支えられ、日常生活を再開し、幸せに暮らしていますが、その悲しみは消えません。

もしも同様の喪失による悲しみが心身の健康や生活に与える影響が大きいときは、グリーフケアという専門的なケアを受けることができます。

亡くなった人に関係していた医療や介護の専門職に相談してみましょう。

また、身近な大切な人が終末期にあることで心を痛めている場合には、緩和ケアの一環で心のケアを受けることができます。

一般的に緩和ケアは病状が進んでから受ける痛みや心のケアと理解している人が多いかもしれませんが、本来は病気が分かったときから、いつでも、治療で生じる問題や悩み、心のつらさ、ストレスの緩和なども含めて、ケアを受けることができるものだと覚えておきましょう。

病院によっては、医療ソーシャルワーカーが相談を受け付け、心理カウンセリングなどにつないでくれる場合もあり、宗教に関係なく寄り添ってもらうことができる臨床宗教師という専門職がいる場合もあります。


防ぎようのないこと。健康や機能の喪失、自分らしい社会生活の喪失、離別や死による関係性の喪失は、生まれてきた以上、誰も防ぎようがありません。

では、防げることとは何でしょうか。

それは、そのような事態が急に起こったとき、人生の混乱を軽くする、予防や備えだと思います。

自分らしく生きるためには、自分で予防し、家族と共に「いつか」に備えておくことが必要です。

予防は、自主的な健康づくり。備えとしては、どのように生きるかと同様に、どのように死ぬかも考えておくことでしょうか。

とくに終末期に受ける医療や介護については自身の希望を、家族など周囲の人にも伝え、共有しておくのがひとつの備えです。そのような話は、元気なときのほうがしやすく、「私の生き方」として家族に受け取ってもらいやすいようです。

誰もが医療や介護を必要とするときがくるのが防ぎようのないことです。病気や死をタブー視しないで、家族と話し合っておけると安心ではないでしょうか。

「孤独」を遠ざける

「食べる口」と「しゃべる口」の健康度は、相関関係にあることが多く、どちらの口にも悪影響を与えるものが不本意な「孤独」です。

人は、人を理解し、人から理解され、人の和の中に在りたいという集団欲求があり、社会性の強い動物なので、「孤独」が続くと、「食べる」「しゃべる」気が失せ、あらゆることに対する興味や他者への思いやりを失い、より孤立して、生命力が弱ってしまうことが多いのです。

孤独には二つのタイプがあります。ご高齢の方に限ったことではありませんが、身寄りや友人を失うなどして物理的に感じる孤独と、病気や障がいの理不尽な苦しみを感じる精神的な孤独。どちらもこのうえなく寂しく、生きづらい状態です。

病院は、治療のため社会生活から離れた場所ですし、病気によって精神的にも孤独です。両方の孤独にさいなまれる人のケアに携わる中で、「管理栄養士に何ができる！」と、荒い言葉を投げつけられたこともあります。

しかし病院では、食べることは唯一、患者さんにとって痛みのない治療であり、管理栄養士にできることがたくさんあると思っていたので、ベッドサイドへ通い続けました。

なぜなら私は、心の栄養として、孤独から救う対話が大切だと思うし、それが「栄養指導」の重要な側面だと考えているからです。栄養士は、ビタミンやミネラルについて伝えることも大事ですが、それだけじゃありません。栄養のことを伝えるより、患者さんに寄り添い、心情を聞くことが、結果的にその人の二つの口を守ることにつながります。

とくに病院以外の場で、一般の高齢者や、在宅療養する人の栄養指導に当たるときは、「○○の状態まで回復し、○日頃に退院」といったはっきりした目標がないので、心の栄養ケアがより重要になります。

どんなに栄養満点な食事も、食べてもらい、消化吸収されなければ、身になりません。まず「ひとりじゃない」「私の話を真剣に聞き、共に考えてくれる人がいる」「分かってくれる人がいる」と安心し、食べる気になっていただいて、生きる意欲を取り戻してもらいたい。

ご家庭でも「食べる口」と「しゃべる口」の健康を維持し、効果的なケアをするには、「孤独を遠ざける」が大切です。

病気を告知されたら

あるとき暮らしの保健室に胃がんの告知を受け、手術を控えている方が見えました。インターネットで調べて、厳しい減塩や玄米菜食に取り組んでいるものの、ほかに「がんにいい食事」がないか、聞きたいとのことでした。

四〇代のその方は、それまで仕事で多忙を極め、乱れた食生活が病気になった原因だと考えておられました。とはいえ手術が近づき、食事制限で体重が大幅に減ってきているのも不安とのことでした。

そこで「手術前は体力をつけ、免疫力を上げるためにもしっかり食べる時期」とお伝えし、「ごはんをおいしく食べるには、塩味も必要では?」と制限を緩める提案をしました。

そのことがきっかけで、暮らしの保健室で味噌汁を出してみることにしました。松葉ガニと岩海苔の味噌汁をつくり、召し上がっていただくと、その患者さんも「おいしい」と、ひと息ついていただけたようでした。

同様に、インターネットなどからの不確実な情報をもとに食事に取り組んでいる患者さんがほかにもいらしたので、暮らしの保健室ではときどき、がんの食事療法とそのタイミングなどについて話をさせていただきます。

病気の治療の過程にはいろいろな時期があり、さまざまな戸惑いと出会うことと思います。ひとりでその時間や思いとつき合い続けるのは、大変ではないでしょうか。

病気や食事のことを知っていて、力を貸せる知り合いができると、重宝です。とくに食べることは、その時々にふさわしい食べ方など、インターネットなどでは探しにくいこともお耳に入れることができます。

ぜひ、病気を告知されたときから、管理栄養士と出会ってください。身近に「暮らしの保健室」や「マギーズ東京」のような場所を見つけませんか。どなたでもご利用いただける、何でも話せる場です。

マギーズ東京、スープの日

がんになった人と、その家族や友人が、戸惑いや孤独を感じたとき、自分自身の力を取り戻すことができる場所「マギーズ東京」(江東区豊洲)があります。

イギリス発祥の「マギーズキャンサーケアリングセンター」の日本第一号の施設で、二〇一六年一〇月にオープンしました。センター長は先述の「暮らしの保健室」を運営する秋山正子先生です。

病院でも自宅でもない、第二の我が家のような居場所で、静かにくつろげます。

常駐している看護師などケアの専門職が、個々に向き合ってしっかり話を聞き、生活や治療について考えるお手伝いをすることもできますし、利用者が必要としている実用的・心理的・社会的なサポートを探すお手伝いも可能です。

どのような種類のがんも、がんの疑いがあると告げられたとき、診断を知ったとき、治療中、治療が終わった後など、どんなタイミングでも、無料でご利用いただけます。予約はいりません。

私はオープニングイベントの一環で、エジンバラのマギーズセンターの栄養担当者と公開対談をする機会をいただき、その後は毎週火曜日の午後に通っています。

がんで闘病することになったとき、多くの人はまず途方にくれ、病気が治るのか不安を抱え、セカンドオピニオンや、治療にかかるお金の問題について正しい情報を求め、ご自身やご家族のメンタルケアを望まれます。潜在的に食べることについて悩みがあっても、そのことを考える余裕はあまりありません。また、がんになったことで、これまでの食生活を否定する方もたくさんおられます。

また食べることを治療の一部として考える方はほとんどおられません。むしろ、サプリメントや健康食品について尋ねられる方がほとんどです。

そこで、自然に食について話し、相談できるきっかけになればと考えて、毎週やさしい味のスープをお出しするようにしてみました。

スープには、心を落ち着かせるやさしい力がありますから、食べるとちょっと一息つくことができるでしょう。「栄養士がいます」といって出て行くより、おいしいスープを食べていただくほうが、食に対する意欲を取り戻す助けになると思ったのです。

あるとき、告知を受ける前は大の料理好きだったという方が「この頃は料理する気持ちになれなかったけれど、このスープはぜひつくってみたい」といって、レシピを聞いてくださったことがありました。すてきな笑顔でした。

食べることに気持ちが向き、何か気づかれることがありますように。

これからも、ささやかなお手伝いを続けたいと思います。

.6

「食べる」「しゃべる」から考える認知症

支えられる人にも支える力はある

給食をしている暮らしの保健室は、住民の高齢化率が五二％を超える団地の中にあるので、お食事に来る方の多くが要介護認定を受けています。認知機能が低下した方が、ヘルパーに支えられて来ることもあります。

毎週木曜のその場は、ごはんをつくり、食べ、しゃべる場として定着しているので、いらした方々は調理をする私やボランティアと世間話をしながら、ごはんができるのを待っています。

使っている食材のことや、その日の献立の味つけ、最近、食べておいしかった物など、自ずと食べることについて話すことが多く、それは家庭の食事前のひとときのように、いたって普通の、穏やかな時間です。

はやく見えた方には、ちょっとした下ごしらえを手伝ってもらうこともあります。食後もお茶を飲みながら、片付けをしてもらいながらも、よもやま話は続きます。常連さんの一人、九三歳の女性Kさんは体力と認知機能の低下が進んでいるので、ヘルパーに脇を抱えられて見えます。木曜日の昼食以外は、ヘルパーが準備することになっていますが、食事をしないで寝ていることも増え、食生活が乱れているということでした。

確かに、いらしてすぐは弱々しく、表情はこわばっていることが多いですが、席についてしばらくすると和み、料理を前にすると、食材や料理の盛りつけを見て「きれい」「おいしそう」「あら、○○ね！」などと感想の言葉が出てきます。そして、みなと同じ献立一人前を食べ、食事前とは別人のような、活気のよみがえった顔になります。

食べ方が美しく、お箸の持ち方がきれいです。料理を寄せ集めたり、混ぜることなくつまんで、お上品に、ゆっくり口に運びます。

ある日のこと、隣に座って食事をした後、

「私、歯槽膿漏《しそうのうろう》で歯を抜いて、部分入れ歯になったら味が落ちたの」

と嘆くと、

「あら、お気の毒ねぇ。私は全部、自分の歯よ」

と、慰めてくれました。Kさんの年齢までしっかり食べるためには、歯の手入れを怠ってはだめだと、諭された気持ちです。料理するのが仕事なのに、味覚がボケては困るねと、気持ちを察してくれます。三〇歳以上若い私が気の毒がられ、励まされてしまいました。


認知症は誤解されていることが多い症状です。

認知症になると、何も分からなくなってしまうとか、食事など生活行為が自分ではできなくなってしまうなどという誤解もあると思いますが、そんなことは最晩年を除けば極めて例外的。もしくは、周囲の対応がわるくて、認知症の症状がある人を不安にさせてしまった結果のことです。

暮らしの保健室などで支援を必要としている方々と会食し、対話すると、支えられる人にも、人を支える力があると感じます。

とくにしっかりごはんを食べ、おしゃべりをしていると、そのような力が目覚めるのをまざまざと見るのです。そんなとき、やはり「食べる」と「しゃべる」が大事だと思います。

認知機能が低下すると食生活は変わるか

認知症について、ここでは食生活への影響に限って述べます（食事のケアと、症状や病気の概要については後述）。

認知機能が低下していくと、意欲や興味の障がいや抑うつを伴う人が多いので、食べることに対する興味を失い、食欲が低下する場合が少なくありません。

食べることは、食べた記憶の中から献立や旬の食材、おいしさなどをイメージするところから始まります。そうした心の動きがなくなってしまったり、ほかのことにこだわりが強くなってしまうような症状があると、「食べること」から遠のき、全身の栄養や健康を害す原因のひとつになることは否めません。

同じ物をたくさん買い込んでしまう、冷蔵庫の中が空っぽ、食べ残しの料理がいくつも冷蔵庫に溜まっている、急激な体重の増減といった食生活上の問題から、認知機能の低下が見つかることもあります。

また認知症が悪化すると、脳の神経細胞が壊れることによる症状（中核症状）のひとつとして「失認・失行」が現れ、提供された食事を見てもそれが食事だと分からない、どうやって食べたらいいか分からない場合があります。分からないことがつらく、食事の時間が憂うつになってしまうことも。

さらに周囲の環境や状況の影響で出てくる症状（行動心理症状）として食事を拒む行動が現れることもあります。

逆に、食べ過ぎ（過食）の時期があり、食べた直後に食べたことを忘れ、空腹を訴える人もいるようです。

ただし、このような「食べられない」は必ず起こるわけではありません。

そして、私自身は、認知症の症状がある人との関わりの中で「食べること」を完全に忘れてしまった人には会ったことがなく、最晩年を除けば、人が「食べること」をすっかり忘れてしまうことはないと信じています。

認知症の症状は多様で、個々で異なります。環境による影響がとても大きいので、ストレスが少なく、適切なケアを受けられれば、「食べる」は楽しいひとときになり得ます。

高齢になって発症した人の場合、食生活への影響はむしろ年齢相応の食べる機能の低下などによる「食べられない」や、認知症治療で処方された薬や、持病の薬の副作用による「食べられない」が多いのではないかと思っています。

認知症がある人の食事のケア

認知機能が低下している人は、食べることで困っていても問題を自覚しにくく、自ら具体的なSOSを発せないことが多いという点に配慮して、食生活を見守る必要があります。

症状が進むにつれ、医療や介護、または身近な人などから支援がなければ、バランスよく食べ続けるのはむずかしく、脱水も起こしやすい。栄養状態の悪化、脱水は意識障がいにつながるので、認知機能の低下にもわるい影響を及ぼします。

認知症のケアについては、なるべくその人の身になって見守るために、認知症を理解することから始める必要があります。

そのために認知症に対する基本的な知識をまずは知ってください。

厚生労働省の研究班が出しているデータによると、近い将来、日本の高齢者の六人に一人、全体の四〇％が認知症になるとされています。誰も他人事ではないので、自分も、家族もまだケアの必要がないときから、勉強して備えましょう。ご近所の高齢者を見守るにも、役立ちます。

介護にはなるべく多くの人に関わってもらい、ご家族が平穏に、日常生活を続けることが、認知症の人にとってもよい環境になります。

認知症については、まだまだ分からないことが多いので、認知症の人が安心して暮らせているか、介護負担が誰かに過重にかかっていないかなど、たくさんの目で見守りながら、新しい情報やサービスを活用したよりよい環境づくりを目指しましょう。

共に環境づくりをしていく医療や介護の専門職とうまくコミュニケーションをとるためにも、ぜひ専門医や当事者、患者家族などが発信している情報で、理解を深めてください。最近、認知症については情報が多数あります。

食生活は、先に「支えられる人にも支える力はある」の項などでも述べた通り、リラックスして味わえる食事の環境を整えることで、食べる意欲を保ち、満足して食べてもらうことができます。

とくに、拒食といった行動心理症状を招いてしまう環境は、周囲の人の関わり方に問題があり、認知症の症状がある人の不安をさらに増長させてしまうことになりかねません。

認知症の症状がある人は状況判断ができなかったり、聞いたことを忘れてしまったり、自分が思うことをうまく伝えられなかったりするため、混乱して、困っています。誰でも何かアクシデントに遭遇したとき、うまく表現できなかったり、ちょっとおかしな行動をとってしまいます。それと同じことなのです。

認知症の人は、そのような状態が続くため、混乱しているのです。その困惑を思いやって、なるべく安心してもらえるように心を配るというのは、老いの苦しみを思いやって高齢の方を支えるのと、ほとんど違いはないと思っています。

まず体調はどうか。意識ははっきりしているか。食事には、全身症状が関わりますから、食事前には少しコミュニケーションをとっています。

食べ物について話ができるか、調理法や味つけに興味をもっているかなども、体調や食欲を察するポイントです。定期的に、体重を量ることも欠かせません。

そして、どのように環境を整えたら楽しく食が進むのか、また、どんなタイミングがいいのか。一回の食事量は適当か、食べられる姿勢で座れているか、食べやすい食形態かなどに配慮して、工夫できます。


私も、他人事ではないので、自分だったらどんな風に食べることを支えてもらいたいか、考えてみました。

私がどのように食べてきたか、よく聞き、考えて、支えてほしい。

ケアに携わる専門職や周囲の人には、私の意思に反して「食べること」をあきらめさせないでほしい。

「川口さんは何より食べることが好きで、料理も好きで、人に食べさせることも好きだ。とくに島根のおいしい物に目がない、食いしん坊だ」

そんな風に理解してもらいたい。支えが必要になってから、私を理解して支えてくれる人を探すのはむずかしいかもしれないので、今から、認知症について学びながら、そのような人間関係を養っていきたいと思います。

そして、自分がそのように思うので、今、認知症の人の食事ケアでは「食べられない」「食べたくない」「おいしくない」、そんな言葉が出ませんように。食べる喜びを感じながら「食べられた」「食べたい」「おいしい」となりますように、願っています。

認知症予防におしゃべりは効くか

誤解を生じてはいけないので先に述べると、認知症とは記憶や判断力を失うなど「認知機能障がい」を起こし、生活に支障がある状態を指す言葉で、病名ではありません。認知機能障がいを起こす原因となる病気は七〇以上あり、現在のところ脳の神経細胞が減少してしまうタイプの原因疾患は、病気そのものの治療はできず、治らないとされています。

ただし、ビタミンB12欠乏症や慢性硬膜下血腫、うつ病、ストレスなど、治療可能な病気や症状によって認知機能障がいを起こし、生活に支障をきたす場合も多々あり、アルツハイマー型認知症などと混同されがちで、実際に併発していることも多いようです。

その場合、認知機能障がいは治療によって改善できるので、一二八ページでも述べた通り、はやめにかかりつけ医か認知症専門医、認知症サポート医、老年医学の専門医を受診し、診断と治療を受けることが大切です。

日本人に多いとされるアルツハイマー型認知症、血管性認知症、レビー小体型認知症のうち、予防が可能なものは脳卒中の後遺症として起こる血管性認知症で、つまり、高血圧症や動脈硬化を防ぐ生活習慣が脳卒中を防ぎ、血管性認知症の予防にも通じる、といえます。

その他の認知症については、直接的な予防法をご紹介することができません。中高年以降は基本的な健康づくりと、先に述べた三つのフレイル予防、低栄養予防が、認知機能障がい予防になり、すべてのタイプの認知症の発症を遅らせる健康づくりになると考えられます。

医学的なことはさておき、ここでは、ご高齢の方のケアに携わる者の実感として「おしゃべりは認知症予防になる」と希望をもっていることを述べたいのです。

「食べる」と「しゃべる」の健康度は相関し、二つが弱れば低栄養や意識障がいが起きやすくなるので、認知機能の低下につながる。

それはそうともいえますが、そのような理屈の通った話というより、もっとライブ感のある話として記憶に止めておいていただきたいことです。

私が暮らしの保健室などで出会う高齢の方には、認知症の症状のある方が多くおられます。きっと全国各地、どこの地域でも高齢者ケアの場へ行けば、認知症の症状のある方がすでにマイノリティーではなくなっているでしょう。

認知症は、長生きすれば誰でもなり、年齢が高くなるほど発症率が高まるので、認知症の症状がでる年齢まで大きく患うこともなく長生きされる方が増えた、ということです。

長生きされれば、さまざまな病気や症状、既往歴があり、医療や介護、周囲の人の支援を必要とする場合がほとんどで、認知症の人に限ったことではありません。

ですから私は、暮らしの保健室などではとくに認知症のある、なしで対応を変えたりはしていません。

問題が生じていても、自発的にＳＯＳを発することがむずかしい場合がある方々と認識し、健康状態を把握するために、食欲や会話の内容、呼吸の状態、顔色、周囲への興味などを観察するのは、すべての高齢の方と同じです。

ただし、老いの苦しみが社会など、自分以外とのつながりが薄れることから始まることから考えると、自分のことがよく分からなくなり、自分とのつながりが途絶えるのは、もっと苦しいことのはず。どれほど不安なことでしょう。そんなとき孤独だったら、悲しいし、とても怖い。

ですから、なおのことおしゃべりの相手が必要だと思うのです。束の間でもその不安を和らげるには、その人の存在を認めてつながる人がいて、会話の中で自身の存在を体験する機会が必要だと感じます。

話したことをすぐに忘れてしまっても、心地よかった感覚は残り、心を穏やかにすると信じたい。

認知症の症状があっても何も分からなくなってしまうわけではないので、その人が話せることを聞いていくと、会話は深まり、その人だけのエピソードが出てきます。何十年も前のことなのに、詳細な記憶があることも少なくありません。

その物語が、いかにその人の人生にとって大切な出来事だったか、それを思いながら聞くだけで、少し安心していただけると感じています。

何度も同じ話を聞くことになる場合も多々あり、そのうち、話の登場人物やオチが違っていたりして「おやっ？」と思うこともありますが、細かいことはこの際、気にせずに聞きます。

その物語によってその人が学んだこと、得たもの、当時の気持ちなど、こちらとしても聞きたい続きがありますが、こちらの思い通りにそのような展開に進むことは滅多にありません。

それでも、確かにその人が生きた証がおしゃべりを通じて披露され、生気をよみがえらせるとき、側にいられることはうれしく、不思議と癒されます。

認知症の症状が進めば、おしゃべりがむずかしいときがくるのは避けようのないことでも、なるべく長くお元気な顔を見ていたくて、「おしゃべりは認知症予防になる」と希望をもち続けたいのです。

認知機能の低下が心配な場合は、はやめに医療を受け、場合によっては介護を含めた生活環境を整えていくことが大切です。その中で、楽しいおしゃべりの機会をもっていただき、楽しい生活を続けていただきたいと願います。

ちなみに、私は病院や地域医療の場でご高齢の方とおしゃべりをするとき、仕事柄「食べ物」の話をすることがどうしても多いですが、それ以外では、天気・気候の話、窓からの眺めなどについて話すことが多く、それで話が尽きてしまったとき、

- 好きな歌謡についてしゃべる
- 子どもの頃の遊びについてしゃべる
- 自慢または人生の大失敗についてしゃべる
- 学生生活についてしゃべる
- 故郷の慣習ネタや地域の歴史についてしゃべる
- 旅の思い出についてしゃべる
- 患者さんが持っている写真についてしゃべる

などします。しかし、何といっても盛り上がるのは「ちょっと悪口をいう」こと。生々しい個人攻撃ではなく、昭和懐古&現代批評などあまり深刻ではない悪口が、しゃべるほうも、相槌を打つほうもストレス発散ができて、楽しいひとときになります。中身がどうあれ、ちょっとわーわーいい合って、すっきりできます。

おわりに

「食べる口」と「しゃべる口」。

普段、元気なときには無意識にはたらかせている二つの口が、人を生かしている「口」です。

ところが二つの口が弱ってしまうと、健康を害し、死につながる負の連鎖を招く危険が高くなります。人を死に至らせるのも「口」なのです。

「食べる」「しゃべる」を弱らせないこと、もしも、弱ってしまったらはやめにケアにつながること。どうぞ、決して忘れないでいてください。

ただし医療というより、生活の中のケアこそ大切。なので、「食べる」「しゃべる」を守るには本人の意識、周囲の支え、環境も必要です。

とくにご高齢の方の場合、健康を意識して見守る周囲の目がいのちを守ることにつながります。

昔ながらの互助の活動は薄れ、地域に仕組みが残っていても、生活スタイルが多様化した中で市民の暮らしにそぐわないこともあります。

しかし、人口のボリュームゾーンである高齢者の「食べる」「しゃべる」を守らなければ、地域社会全体の活力に影響し、暮らしやすい地域とはいえなくなってしまうでしょう。

地域の市民と、医療や介護の専門職で協力して、見守っていきましょう。

高齢者の「食べる」「しゃべる」に寛容で、親切な地域は、きっと誰にとっても暮らしやすい地域になるはずです。

楽しく食べ、しゃべれたら、そのとき人は必ず笑顔になります。
今日も、明日も楽しく食べ、しゃべって、どうぞ笑顔でお過ごしください。

なお、本書の原稿づくりに貴重な示唆を与えてくださり、ご紹介や引用などをご了解いただき、ご高閲の労を賜った戸原 玄先生、秋下雅弘先生、飯島勝矢先生、秋山和宏先生、山上智史先生、今井一彰先生、五島朋幸先生、菊谷 武先生（日本歯科大学口腔リハビリテーション多摩クリニック〈東京都小金井市〉院長）、小澤竹俊先生、時田 純先生に心より感謝し、御礼申し上げます。ありがとうございました。（掲載順）

また、私は「暮らしの保健室」「坂町ミモザの家」「マギーズ東京」に関わらせていただくことを本当に恵まれていると感じ、恩恵を受けた分だけ、お返しをしなければと思う日々です。末筆ながら、すべての機会を与えてくださいました秋山正子先生に、この場を借りて謝辞をお伝えします。ありがとうございます。

川口美喜子

◎**著者について**

川口美喜子（かわぐち・みきこ）

大妻女子大学家政学部教授、管理栄養士、医学博士。専門は病態栄養学、がん病態栄養並びにスポーツ栄養。島根大学医学部附属病院で、栄養管理室長を務め、NST（栄養サポートチーム）を立ち上げるなど、病院の中で食事を通して、治療に積極的に参加してきた。現在は、大学で後進を育てながら、地域医療のパイオニアの一人、秋山正子氏が主宰する「暮らしの保健室」（東京・新宿区）などにて、在宅栄養指導、給食での栄養ケアも行なっている。問題を抱える多くの人のために、その卓越した栄養学の知識を具体的な食事に落とし込んで支援している。著書に『がん専任栄養士が患者さんの声を聞いてつくった73の食事レシピ』（医学書院）など。

老後《ろうご》と介護《かいご》を劇的《げきてき》に変《か》える食事術《しょくじじゅつ》

——食べてしゃべって、肺炎、虚弱《フレイル》、認知症を防ぐ

二〇一八年一月二五日　初版

著者　川口美喜子

発行者　株式会社 晶文社
〒一〇一―〇〇五一
東京都千代田区神田神保町一―一一
電話　〇三―三五一八―四九四〇（代表）
四九四二（編集）
URL　http://www.shobunsha.co.jp

印刷・製本　株式会社 太平印刷社

ISBN978-4-7949-6985-9 Printed in Japan